Katharina Lamprecht • Stefan Hammel
Adrian Hürzeler • Martin Niedermann

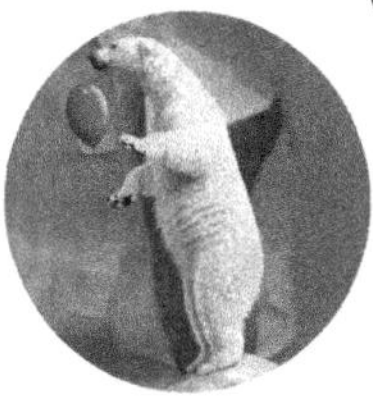

Wie der Bär zum Tanzen kam

120 Geschichten für einen gesunden Körper

Ernst Reinhardt Verlag München

Katharina Lamprecht, Bruchköbel bei Frankfurt a. M., ist Heilpraktikerin für Psychotherapie, Hypnotherapeutin (hsb) und Systemische Supervisorin (DGSP).

Stefan Hammel arbeitet als Klinik- und Psychiatriepfarrer, Kinder-, Familien- und Hypnotherapeut sowie als Ausbilder für Psychotherapie und leitet das Institut für Hypnosystemische Beratung in Kaiserslautern.

Adrian Hürzeler, Reinach / Schweiz, ist selbstständiger Coach und Achtsamkeitstrainer mit eigener Praxis für Persönlichkeits- und Führungsentwicklung.

Martin Niedermann, Bern / Schweiz, ist professioneller Geschichtenerzähler (VEE), hypnosystemischer Coach (hsb), und Dozent. Auftritte in verschiedenen Formationen mit Musik, Liedern und Geschichten.

Bibliografische Information der Deutschen Nationalbibliothek

Die Deutsche Nationalbibliothek verzeichnet diese Publikation in der Deutschen Nationalbibliografie; detaillierte bibliografische Daten sind im Internet über <http://dnb.d-nb.de> abrufbar.
ISBN 978-3-497-02775-0 (Print)
ISBN 978-3-497-60962-8 (PDF-E-Book)
ISBN 978-3-497-60963-5 (Epub)

Printed in EU
Covermotiv: © 2018 Zakharov Evgeniy/Fotolia
Satz: FELSBERG Satz & Layout, Göttingen

Ernst Reinhardt Verlag, Kemnatenstr. 46, D-80639 München
Net: www.reinhardt-verlag.de E-Mail: info@reinhardt-verlag.de

reinhardt

Inhalt

4 Haut und Haare 58

5 Sehen, Hören, Riechen, Schmecken, Gleichgewicht 72

6 Schmerz und Körpergefühl 83

7 Schlafen und Wachen 98

8 Lust und Liebe 109

9 Unfälle, Verletzungen, medizinische Eingriffe 118

10 Infekte und Entzündungen 132

Anhang 149

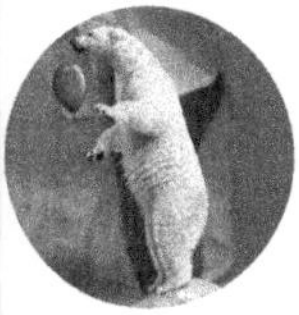

Geschichten als Heilmittel?

Das ist nun schon so lange her und könnte doch auch gerade gestern geschehen sein. Eines Abends, kurz vor Geschäftsschluss, betrat eine Frau, sichtlich leidend, eine Apotheke und verlangte nach einem Medikament. Die benötigte Mixtur war verschreibungspflichtig, und die Frau hatte kein Rezept dafür. Der Apotheker durfte ihr das Mittel nicht geben. Er überlegte: Der Weg zum nächsten Arzt war weit. Am selben Tag würde sie das nötige Rezept nicht mehr bekommen, und bis zum nächsten Tag würde sich ihr Zustand wahrscheinlich verschlechtern. Was sollte er tun? „Einen Augenblick!", sagte der Apotheker und ging in sein Labor. Er mischte destilliertes Wasser mit einigen Aromen und etwas Farbstoff, füllte die Mischung in ein kleines Fläschchen ab und schrieb ein paar lateinische Worte darauf. Das Fläschchen überreichte er der Dame mit den Worten, diese Mischung sei besonders stark und müsse genau nach seiner Vorschrift eingenommen werden, drei Mal täglich vor den Mahlzeiten. Eine Woche später betrat die Frau wieder die Apotheke und bedankte sich bei dem Apotheker. Sie sei von ihrem Leiden dank seines hervorragenden Mittels vollständig geheilt.

Der Apotheker Émile Coué, von dem hier die Rede ist, hatte in Nancy die damals neue Technik der Hypnose erlernt. Schon bald begriff er, dass kein Pendel, kein Magnet und kein hypnotischer Blick notwendig waren, damit Suggestionen ihre Wirkung entfalteten. Ein Ritual mit einem zauberhaften Augenblick, in den hinein die Suggestion gesprochen wird, war durchaus nützlich, aber es brauchte dafür keine speziell zu erlernende hypnotische Technik. Die gegebenen Suggestionen werden umgesetzt, wenn sie so vermittelt werden, dass sie mit Sinn und Bedeutung gefüllt erscheinen, sodass der Hörer sie für sich als relevant und plausibel empfindet. Nützlich ist es, wenn dieser Augenblick frei von Skepsis ist. Die Hypnotiseure versuchten dies zu erreichen, indem sie ihre Worte in einem schlafähnlichen Zustand gaben, in dem der Patient zur Kritik nicht fähig war. Die kritischen Stimmen des Patienten, die als stillschweigende Gegensuggestionen die heilenden Worte des Hypnotiseurs zu zerreden drohten, können jedoch auch auf vielfältige andere Weise umgangen werden.

Coué hatte die Möglichkeit entdeckt, Heilung durch die Gabe eines Placebos zu stimulieren. Eine weitere Möglichkeit, um Suggestionen mit einer gefühlten Plausibilität zu versehen und kritische Einwände zu unterbinden, besteht darin, suggestive Mitteilungen in das Gewand einer Geschichte zu kleiden. Gute Geschichten werden üblicherweise nicht kritisch diskutiert. Auf einen Witz, eine Anekdote oder eine Fabel wird kaum jemand antworten: „Das geht doch gar nicht ..." Vielmehr erlaubt man ihrer Wirkung, sich still im Inneren zu entfalten – wie die Wirkung eines Medikaments.

Ein Placebo ist ein Heilmittel ohne Wirksubstanz. Wenn nun gar kein Wirkstoff in dem Mittel enthalten ist, was wirkt denn dann am Placebo? Der Wirkstoff ist die Geschichte, mit der es verabreicht wird, und das vermeintliche Mittel ist lediglich Teil eines Rituals, das der Geschichte Bedeutung verleiht. Das wirkstofflose Mittel sorgt dafür, dass die Geschichte nicht als Bericht aus einer fremden Realität, sondern als Teil der physischen Wirklichkeit des Patienten erlebt wird.

Geschichten sind Placebos. Als solche sind sie Heilmittel, ...

- ... wenn sie mit der subjektiv als echt erlebten Wirklichkeit des Hörers verflochten werden,
- ... wenn sie so erzählt werden, dass sie für den Hörer mit Sinn und Bedeutung erfüllt sind,
- ... wenn sie eine Hoffnung, eine Such- oder Erwartungshaltung in ihm stimulieren und
- ... wenn sie auf ein Anliegen, eine Frage oder ein Bedürfnis des Hörers Bezug nehmen.

Wahrhaftig aber sollte niemand die Wirkung von Placebos unterschätzen, denn auch unsere gebräuchlichen Medikamente wirken zu einem großen Teil durch den Placeboeffekt. Bevor Émile Coué die Wirkung von Placebos entdeckte, untersuchte er systematisch die Wirksamkeit von Suggestionen im Alltag. Als Apotheker bemerkte er, dass die Wirksamkeit jedes Medikaments, das er verabreichte, davon abhing, was er den Patienten dazu sagte. Erklärte er, das verabreichte Mittel sei ausgezeichnet und werde schnell wirken, so wurden die Patienten deutlich schneller gesund, als wenn er nichts dazu sagte.

Geschichten sind Heilmittel. In der hypnotherapeutischen Arbeit werden sie verwendet, um die unbewussten Bereiche des psychischen und körperlichen Informationsaustauschs zu veranlassen, Menschen zu heilen.

Wenn wir mit dem Unbewussten sprechen möchten, mit der Tiefendimension von Körper und Psyche, ist es gut, wenn wir in seiner Muttersprache mit ihm kommunizieren, das heißt, in der Sprache der Träume. Wer Haustiere hat und sie beim Schlafen beobachtet, weiß, dass auch Tiere Träume haben. Während sie schlafen, können wir an ihren Bewegungen und Lautäußerungen erkennen, dass sie gerade jagen oder kämpfen, sich bedroht fühlen oder fliehen. Die menschliche Sprache hat es möglich gemacht, Träume mitzuteilen, sodass andere unsere Träume teilen. Das geschieht vornehmlich in der Form von Geschichten. Geschichten sind gelenkte Träume. In einer Geschichte teilen wir aber nicht nur Wissen und Lebenserfahrung, sondern auch die Emotionen und Körperreaktionen, die zu der Geschichte gehören. Körpersymptome, die sich aus chronischen und akuten Belastungen heraus entwickelt haben, können aufgelöst werden, wenn wir sie von der Lebensgeschichte, aus der heraus sie entstanden sind, unterscheiden und trennen oder dieser Geschichte eine neue Deutung geben. Diese neue Deutung kann durch einen plausiblen Kommentar gegeben werden, etwa durch die Aufforderung ans Gehirn, das Symptom nicht mehr zu zeigen, wenn sich das Auslöseereignis nicht genauso wiederholt. Sie kann auch in der Sprache der Träume angeboten werden, etwa in der Form einer Metapher, Fabel oder Anekdote.

Möchten Sie gern eine Einschätzung gewinnen, wie viele Erkrankungen aus einer Traumatisierung oder anderweitigen existentiellen Belastung entstehen? Sie können das im Selbstexperiment herausfinden.

Machen Sie eine Tabelle mit drei Spalten. Schreiben Sie in eine erste Spalte alle Körpersymptome oder Erkrankungen, deren Anfang Sie ungefähr datieren können, in die zweite Spalte den Anfangszeitpunkt. Sie können auch Zeiten der Symptomverschlimmerung oder des Wiederauftretens früherer Symptome mit in die Liste aufnehmen. Wenn Sie denken, das Symptom war „schon immer" da, schreiben Sie „0 J." und verstehen Sie darunter das Embryonalalter, die Geburt und das erste Lebensjahr. Beim Eintrag „0 J." überlegen Sie außerdem, ob ein Elternteil (und vielleicht Großelternteil) das Symptom bereits hatte und seit wann. In die dritte Spalte schreiben Sie, welches Ereignis im Umfeld von Lebensbedrohung, Tod, Verlust und Unwillkommensein zu dieser Zeit oder kurz zuvor stattfand, wenn es ein solches gab. Wenn Sie unter Heuschnupfen leiden, überlegen Sie, was zur Jahreszeit dieser Pollen im ersten Jahr des Auftretens oder im Vorjahr stattfand. Dort, wo Sie an eine bestimmte Zeit (nach dem Kleinkindalter) kaum Erinnerungen haben, schreiben Sie: „Lieber vergessen?" Dort, wo ein Ereignis nur mittelgradig belastend war, aber klare Parallelen zu einem früheren schwer belastenden Ereignis hat, schreiben Sie „Rückverweis auf das Alter von (RAV) ..." Ich vermute: Wahrscheinlich gibt es zu sehr vielen Symptomen in der linken Spalte einen relevanten Eintrag in der rechten.

Nun besteht unser Gehirn und Nervensystem nicht aus zwei Netzwerken, einem körperlichen und einem psychischen, sondern aus einem einzigen. Die Unterscheidung von Körper und Psyche entstammt nicht der Biologie, sondern unserer Sprache und Kultur. Die Lebensphilosophie, die unserer Sprache zugrunde liegt, verweist auf die platonische Trennung von Körper und Seele. Sprachen und Kulturen, die ihre Lebensphilosophie aus anderen Quellen beziehen, machen es leichter zu verstehen, dass es nur *einen* Menschen gibt, der sein eigener Körper *ist*.

Die Selbstregulation unseres Körpers durch Träume endet

nicht bei dem, was wir „psychisch“ nennen, bloß weil Platon vor zweieinhalb Jahrtausenden beschlossen hat, der Mensch sei ein Lebewesen, dessen unsterbliche „Psyche“ (griechisch für „Seele“) in einem sterblichen „Soma“ („Leib“) gefangen gehalten werde. Da es *ein* Mensch ist, den wir lediglich, wenn wir von „Körper“ und „Psyche“ reden, durch zwei unterschiedliche Brillen betrachten, wirken die Geschichten gleichermaßen, egal, ob wir gerade die Körper-Brille oder Seelen-Brille aufgesetzt haben, um das, was wir erleben, zu beschreiben.

So wirken therapeutische Geschichten bei Belastungen, die wir als „rein körperlich“ und „nicht psychisch“ beschreiben würden, ebenfalls sehr gut. Nasenbluten kann gestoppt werden, wenn wir uns einen Wasserhahn für das Blut vorstellen und mit der Hand eine Bewegung machen, als ob wir ihn schließen und uns das Körpergefühl und Geräusch dabei vorstellen. Die Wundheilung nach einer Operation kann beschleunigt werden, wenn wir uns einen Film vorstellen, der uns mit einem Blick durch ein Mikroskop im Zeitraffer zeigt, wie die Zellen zusammenwachsen. Die Schmerzen nach einer Verbrühung können reduziert werden, indem wir uns vorstellen, die Haut sei ein Kind, das wir liebevoll in den Armen wiegen und dem wir zur Beruhigung ein Lied singen.

Längst gibt es im deutschsprachigen Raum Ärzte und Zahnärzte, Heilpraktiker, Psychotherapeuten, Seelsorger, Heil- und Sozialpädagogen, Hebammen und Krankenschwestern, die mit Mitteln der Hypnotherapie im Übergangsfeld zwischen psychotherapeutischer und medizinischer Arbeit tätig sind.

Unser Buch verstehen wir als Beitrag, um die Arbeit der heilkundlich orientierten Professionen zu unterstützen und zu ergänzen. Natürlich ist es gut, mit allen Mitteln auf Heilung hinzuwirken. Ideen wie die, man müsse sich zwischen guten „alternativen“ und bösen „herkömmlichen“ Heilmethoden entscheiden, unterstützen wir nicht. Menschen, die mit körperlichen Symptomen zu tun haben, empfehlen wir, sich nicht ausschließlich auf suggestivem Weg kurieren zu wollen, sondern zunächst einen Arzt zu konsultieren und dessen Meinung über ihren Gesundheitszustand einzuholen.

Ein Wort zum praktischen Gebrauch dieses Buches: Mit der Einteilung der Kapitel haben wir die Geschichten bestimmten Themenbereichen zugeordnet, in denen wir sie erprobt haben, beziehungsweise, wo sie aus unserer Sicht gut einzusetzen sind. Sollten wir aber nun die Geschichte zur Ohrenentzündung bei den Ohren oder bei den Entzündungen unterbringen? Sollen die Knochenbrüche zu den Knochen oder den Unfällen? Soll eine schmerzhafte Muskelverspannung bei den Muskeln oder bei den Schmerzen einsortiert werden? Ganz gleich, welche Einteilung wir erprobten, stellten sich solche Fragen. Um als Leser herauszufinden, welche weiteren Geschichten bei einem bestimmten Symptom oder Krankheitsbild nützlich sein können, lohnt sich immer ein neugieriger Blick in die anderen Kapitel und ins Stichwortregister. Als Stichworte wählten wir nicht unbedingt die Begriffe, die die medizinischen Gegebenheiten fachlich genau wiedergeben, sondern die, unter welchen ein Problem unserer Auffassung nach am ehesten gesucht wird. Überhaupt lässt sich die Aufzählung von Krankheits- und Symptombegriffen und ihre Zuordnung zu den Geschichten nicht ansatzweise vollständig gestalten. Die gewählten Stichworte sind eher Beispiele, zusammengetragen in der Hoffnung, dass die Leser vielfältige weitere Möglichkeiten finden, wo diese und ähnliche Geschichten zum Einsatz kommen können. Für diejenigen, die zuordnen möchten, welche körperlichen Belastungen speziell mit welchen Geschichten zielführend bearbeitet werden könnten, haben wir die wenigen uns bekannten Bücher zum Thema in einem kleinen Literaturverzeichnis am Ende des Buches zusammengestellt. Dort findet sich auch ein alphabetisches Register der Geschichten, mit Angabe der jeweiligen Verfasser.

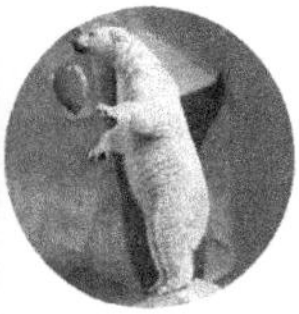

1 Atem, Herz und Kreislauf

Im Bereich der Hypnotherapie werden therapeutische Geschichten zu vielen Zwecken eingesetzt, die mit Herz- und Kreislauffunktionen zu tun haben.

Geschichten können bei Herzrasen, bei zu langsamem oder unregelmäßigem Herzschlag eingesetzt werden oder bei Durchblutungsstörungen wie dem Raynauld-Syndrom. Einiges spricht dafür, dass Geschichten zum Abbau von Thrombosen verwendet werden können. Geschichten können verwendet werden, um Nasenbluten oder die Blutung einer frischen Operationswunde zu stillen und sogar als Erste-Hilfe-Maßnahme, um den Blutverlust beim Abriss von Gliedmaßen zu reduzieren.

Geschichten können eingesetzt werden, um den Atem zu regulieren, um Hustenreiz zu vermindern und um asthmatische Krämpfe zu lösen. Äußerst nützlich sind Geschichten, um die Therapie von Schlaganfallpatienten zu unterstützen.

Geschichten, die geeignet sind für Menschen mit Schlafapnoe finden sich im Kapitel zu Schlaf, eine Geschichte zur Bearbeitung von Venenentzündungen im Kapitel zu Infekten und Entzündungen.

Mantarochen

Asthma, Herzinfarkt, Herzrasen, Hyperventilation, Panikstörung, Schlafapnoe

Stellen Sie sich vor, Sie sind ein Taucher und begegnen einem Mantarochen. Kennen Sie diese Tiere? Haben Sie die ruhigen, majestätischen Flossenschläge dieser Meeresbewohner einmal gesehen? Welche Ruhe! Welche Anmut! Welche Kraft! Wenn Sie sich das vorstellen können, dann grüßen Sie doch bitte Ihren Körper: Bei den ersten Vorzeichen einer etwaigen Krise, so ähnlich, wie Sie es berichtet haben, soll er – bewusst oder unbewusst – diesen Mantarochen betrachten, solange, bis Sie wissen: Sie sind in Sicherheit.

Die Geschichte „Mantarochen" kann von Asthma- und Infarktpatienten genutzt werden, um den Körper zu veranlassen, im Krisenfall den Kreislauf und die Atmung stabil zu halten. Das trägt zu einer Weitung der Blutgefäße und Atemwege bei, die helfen kann, die kritische Situation zu überwinden. Die Metapher enthält Suggestionen, um die Frequenz und Intensität des Herzschlags und des Atems zu regulieren, die Muskeln zu entspannen und eine emotionale Beruhigung herbeizuführen.

Die Reise des Adlers

Asthma, Epilepsie, Herzbeschwerden, Herzrhythmusstörung, Hyperventilation, Panikstörung, Schlafapnoe, Wehen

Ich stelle mir vor, ich wäre ein Adler, irgendwo im Hochgebirge, in den Alpen vielleicht, und es braut sich ein Gewitter zusammen. Wenn man als Adler in eine Gewitterfront gerät, kann man ganz schön herumgeschüttelt werden. Der Adler kommt damit zurecht, aber er zieht das ruhigere Wetter vor. Darum fliegt er zum nächsten Gebirgskamm hinüber und gleitet auf die andere Seite, dahin, wo das Wetter ruhiger ist und die Berge nicht ganz so hoch und nicht so zerklüftet. Und von dort aus vielleicht über den nächsten Kamm, Richtung Süden, wo aus den schroffen Bergen runde Kuppen werden, und wenn er von dort aus weiterfliegt, werden aus den Bergen große, steile Hügel und daraus dann flachere, immer flachere Hügel, bis er in einer Ebene anlangt, und wenn er dort ist, kommt irgendwann das Meer. Da, wo die Wellen sich brechen, schäumen sie wild, aber weiter draußen werden sie ruhig. Der Adler fliegt weiter und weiter, bis er wieder Land erreicht, eine Palme, einen Baum ... Er lässt sich nieder und ruht sich aus. Meinen Körper bitte ich, dass er das umsetzt, ganz von selbst, immer wieder, bei den ersten Vorzeichen, dass sich etwas zusammenbrauen könnte. Ich weiß, mein Körper, du kannst das! Ich sage dir jetzt schon danke!

Die Geschichte eignet sich für die Stabilisierung von Atem, Puls und Blutdruck und für die Reduzierung der Häufigkeit, Dauer und Intensität von Muskelkontraktionen, etwa bei vorzeitigen Wehen. Sie setzt einen vorbewussten Anker, das heißt, das Unbewusste wird gebeten, schon bei den Vorzeichen einer körperlichen Krise, noch bevor die Situation in das Bewusstsein dringt, in hilfreicher Weise zu reagieren.

Sicherheitsdruck

Blutdruck, Herzbeschwerden

Als ich in Australien war, habe ich viele Kängurus gesehen, und viel über sie gelernt. Die Jungen heißen Joey und leben bis zu acht Monate in dem Beutel der Mutter. Am Anfang haben sie ja noch richtig viel Platz darin, aber mit der Zeit wird es eng. Trotzdem fühlen die Joeys sich darin sehr wohl, geborgen und beschützt.

Wenn die Mütter unterwegs sind und es nicht eilig haben, werden die Kleinen in ihrem Beutel nur sanft hin und her geschaukelt, ihre Mutter bewegt sich auf allen vier Beinen und dem Schwanz langsam und gemächlich. Wenn aber Gefahr droht oder die Mutter es besonders eilig hat, dann springt sie nur mit den Hinterbeinen, der Schwanz bleibt in der Luft und sie kann riesengroße Sätze machen. Manchmal ist sie dabei bis zu 50 km/h schnell und die Sprünge werden oft neun Meter lang. Da kann man sich vorstellen, dass das Joey, vor allem wenn es schon groß und kurz davor ist, den Beutel zu verlassen, ganz schön hin und her geschaukelt wird. Und außerdem drückt auch die Beutelwand ziemlich fest auf das Junge, von allen Seiten wird es zusammengepresst. Ein Wunder, dass die Joeys da keine Beklemmungsgefühle kriegen. Aber das Gegenteil scheint der Fall zu sein: Je mehr der Druck des Beutels zunimmt, umso geborgener und sicherer fühlt sich das Junge. Es hat ja auch was Beruhigendes, diese Vorstellung, ganz gehalten zu werden. Oder wie ginge es Ihnen, als Kängurukind?

Diese Geschichte lädt dazu ein, einen spürbaren Druck im Körper nicht sogleich als unschön oder gar gefährlich zu betrachten, sondern zu schauen, ob er nicht auch ein behütendes, hilfreiches Element haben könnte. Dadurch vermindert sich Anspannung und entstehende Ängste können abgemildert werden.

Streit am Fluss

Bluthochdruck, Kreislauf, Herzbeschwerden, Schlaf-Wachrhythmus, Schwindel

Vor Zeiten hatten ein Müller und ein Bauer Streit. Sie lebten beide an einem Fluss, oben der Bauer, unten der Müller. Der Bauer leitete Wasser zur Bewässerung über seine Felder. Er freute sich, wenn das Land überschwemmt und mit fruchtbarem Schlamm genährt wurde. Sein Korn würde gedeihen. Für den Müller war es ärgerlich, wenn das Wasser nicht im engen Kanal zu seiner Mühle floss. Wenig Wasser bedeutete keinen Antrieb. Der Müller haderte mit seinem Nachbarn, ein Streit entbrannte und schlussendlich landete der Händel vor dem Richter.

„Was soll ich euch raten? Du brauchst langsames, fließendes Wasser, damit dein Korn gedeiht, du aber kraftvoll geführtes, damit deine Mühle mahlt. Dein Korn soll wachsen, damit es gemahlen werden kann. Doch wachsen und mahlen geht nicht gleichzeitig! Deshalb werdet ihr eure Einnahmen teilen." Der Bauer erhielt die Hälfte der Einnahmen der Mühle und der Müller die Hälfte des Ertrages vom Bauern. Eine fruchtbare, streitfreie Zusammenarbeit begann.

Dem unbewussten Steuermann in uns wird ein Ausstieg aus inneren Konflikten gezeigt. Ein hochkomplexer Kreislauf versorgt lebenswichtige Organe. Gelingt es dem Unbewussten, eine Bevorzugung des einen auf Kosten des anderen zu unterbinden, entspannt sich das ganze System.

Die hydraulische Pumpe

Bluthochdruck, Herzbeschwerden, Herzrasen, Herzrhythmusstörung, Kreislauf

„Mein Herz ist eine defekte Pumpe. Mein Blutdruck rasselt. Unter Druck pumpt mein Herz einfach schlecht", klagte mein Nachbar.

„Du interessierst dich für Pumpen?", fragte ich zurück. „Ich habe kürzlich eine außerordentliche Pumpe kennengelernt. Ich habe eine kleine Alphütte oben in den Bergen, ohne Strom- und Wasseranschluss, dafür mit viel Ruhe. Das Wasser vom Brunnen vor dem Haus wurde durch eine hydraulische Pumpe vom Bächlein weiter unten hochgepumpt.

Das Wasser habe ich erst in ein Becken gefasst, dann über ein Gefälle in die hydraulische Pumpe geleitet. Nun fließt es in zwei

Pumpenkammern, wird durch Ventile in regelmäßigen Abständen gebremst und dadurch entsteht immer wieder ein kleiner Druck. Das Wasser wird so stetig im Schlauch Richtung Brunnen nach oben gedrückt. Es klopft und spritzt in einem beruhigenden Rhythmus und das Wasser gelangt zum Häuschen.

Eines Tages funktionierte die hydraulische Pumpe nicht mehr. Der Wasserkreislauf war unterbrochen und ich hatte kein Wasser. Ein Mechaniker würde die Pumpe komplett auseinandernehmen, ich jedoch begann die Umgebung zu verändern.

Deshalb habe ich das Fassungsvermögen des Einfüllbeckens erhöht, das Gefälle der Zuführung verändert, die Pumpe startete augenblicklich. Auch reinige ich das Bächlein immer wieder vom Schlamm. Hin und wieder spielte ich mit den Ventilen in der einen Kammer und dann in der anderen. Die hydraulische Pumpe ist ein Wunderding."

Mein Nachbar hat jetzt auch eine für sein Häuschen. Er ist Mechaniker. Für den Fall, dass sie mal kaputt geht, habe ich ihm meine Hilfe angeboten.

Die Geschichte soll darauf hinweisen, dass oftmals mehr erreicht wird, wenn man die Kontextbedingungen mit ins Auge fasst und verändert, und den Blick nicht nur auf das Symptom richtet und dort nach Lösungen sucht.

Der neue Dampfkochtopf

Asthma, Bluthochdruck, Herzrasen, Herzrhythmusstörung, Kopfschmerzen, Schlafapnoe, Schwindel

In der Pfannenschublade wird dem altgedienten Dampfkochtopf, zur Erweiterung der Küchenkapazität, ein neuer, hochglänzender, größerer Kollege zur Seite gestellt.

Schon nach wenigen Tagen im Einsatz vertraut sich der Neue dem Altgedienten an: „Immer wieder, wenn ich am Kochen bin, fühle ich mich unter starkem Druck; manchmal zerreißt es mich fast", klagt er. „Die anderen Pfannen scheinen ganz locker auf dem Herd zu stehen. Wenn es ihnen zu heiß wird, dann ächzen sie höchstens mal, spritzen etwas Wasser oder Fett durch die Gegend und schon werden sie umsorgt. Aber ich habe nur meinen Deckel auf und koche vor mich hin."

„Wo liegt denn dein Problem?", fragt der alte Topf nach.

„Ich habe das Gefühl, dass man mich nicht ernst nimmt. Wenn es mir zu heiß wird und wenn sich in mir Druck aufbaut, lässt man mich einfach stehen, ganz egal wie es mir geht."

„Mhmm – das hört sich nicht gut an", meint der Alte.

„Stimmt, es geht mir ganz und gar nicht gut dabei. Manchmal glaube ich vor Wut platzen zu müssen. Und überdies", ereifert sich der glänzende Neuling, „kam ich nach ein paar Tagen überhaupt nicht mehr zum Einsatz."

„Stimmt", pflichtet ihm der Kollege bei, „davon habe ich reden gehört."

„Darüber spricht man?", fragt der Neue erstaunt.

„Ja, ja. Als man mich letzthin aus der Schublade holte, hörte ich, wie jemand sagte, er nähme die Neuerwerbung lieber nicht mehr zum Kochen, da er befürchte, dass mit ihr ein Unglück geschehen könnte, weil sie nicht so funktioniere, wie sie sollte. Und weiter, dass er diesen neuen und teuren Dampfkochtopf, so lange er noch unter Garantie laufe, zurückbringen wolle. Doch vorher werde er mit ihm einen letzten Kochversuch starten."

„Ui, ui", jammert da der neue Topf, „was soll ich nur tun? Was machst denn du in solchen Situationen?"

„Ich würde nicht stillhalten, dafür wäre ich mir wirklich zu schade, einfach als Garantiefall abgeschoben zu werden",schnaubte der alte Topf.

„Und was genau tust du denn, bevor es dir den Deckel lüpft?", kommt es schon etwas mutiger aus der Ecke der Pfannenschublade.

„Boah – denen zeige ich es. Wozu habe ich denn mein Ventil? Also mache ich es unüberhörbar, dass etwas nicht stimmt und ich Hilfe brauche. Ich pfeife und zische lauthals. Dann beeilen sie sich, die Temperatur zurückzustellen, mich vom Herd zu ziehen, mich mit Wasser zu kühlen und den Deckel zu entfernen. Doch inzwischen sind sie meistens schon von Beginn an achtsamer und so kommen wir sehr gut miteinander aus."

Der junge Topf schweigt beeindruckt.

Eines Tages wird die Schublade energisch aufgezogen. Mit den Worten: „Nun wollen wir doch noch einmal schauen, was mit diesem Glanzstück wirklich ist" wird der neue Dampfkochtopf schwungvoll hinausbefördert und die Schublade wieder zugeschoben.

Nach einer Weile, der erfahrene Topf glaubt schon, die Zukunft wieder alleine in der Schublade verbringen zu müssen, lässt ein erlösendes, markerschütterndes Zischen und Pfeifen den Boden der Schublade erbeben. Es scheint, als wolle es gar nicht mehr aufhören. Der alte Knabe räkelt sich jedoch zufrieden in der Lade und lächelt still in sich hinein. Und wenn just in diesem Moment jemand das Schubfach geöffnet hätte, er hätte sich über den Glanz des alten Dampfkochtopfes gewundert.

Bei psychischen und körperlichen Vorgängen, die mit beachtlichen Blutdruckveränderungen einhergehen, kann diese Geschichte zu einer guten Regulation und zum Finden einer hilfreichen Balance zwischen An- und Entspannung beitragen. Darin besteht die Kunst des heilsamen Umgangs, in der möglichst guten Regulation des (Blut-) Druckverhältnisses bzw. im Finden der hilfreichen Balance zwischen An- und Entspannung.

Lachesis

Entzündung, Schmerzen, Venenentzündung

Ich hatte ein Ziehen im Bein, das konnte ich mir anfangs nicht erklären. Dann fiel mir ein: Zehn Jahre davor hatte ich schonmal so ein Gefühl, ganz ähnlich. Damals hatte mir ein homöopathisches Mittel namens Lachesis geholfen. So sagte ich zu meinem Körper:

„Bitte guck mal, ob das eine Venenentzündung ist, und wenn ja, dann verhalte dich bitte wie bei Lachesis." Ein Schauder lief über meinen Körper, und ich bekam eine Gänsehaut. Ich fragte mich, was das zu bedeuten hatte? Am nächsten Morgen war das Ziehen weg – und blieb weg.

„Lachesis" konzentriert die Aufmerksamkeit der eigenen Selbstheilungskräfte auf eine Körperregion, im Zusammenhang mit einer Entzündung. Durch die Vorstellung eines Medikaments wird der Körper stimuliert, sich so zu verhalten, wie er sonst auf dieses Medikament reagieren würde. So wirkt die Geschichte als mentales Placebo.

Der Teich

Kreislauf, Blutdruck, Gleichgewicht, Hormonhaushalt

Ein Tischler erzählte mir neulich, dass er in seiner Mittagspause gern in den Park zu einem kleinen Teich geht und die Seerose und die Fische beobachtet, nun schon über viele Jahre hinweg. „Es ist doch wunderbar", sagte er, „wie die Natur für sich selbst sorgt. Am Anfang war die Seerose ja noch ganz klein, sie wuchs langsam aber stetig. Die Fische hingegen haben sich rasend schnell vermehrt, es waren wirklich sehr viele. Inzwischen, nach einigen Jahren, kriegen die Fische kaum noch Junge, es sind wieder ungefähr so viele wie am Anfang. Und die Seerose wächst nicht mehr so gleichmäßig, sie schiebt nur so viele Blätter nach, dass der Teich gut beschattet ist. Ich habe noch nie einen Menschen gesehen, der da für Ordnung gesorgt oder die Fische gefüttert hätte. Diese Balance, die da ganz von alleine entsteht, finde ich beeindruckend."

Im Grunde besteht das ganze Leben aus der Aufgabe, eine gute Balance zwischen den uns gegebenen und uns begegnenden Elementen herzustellen. Oft lassen wir uns von anderen Menschen und Dingen aus der uns eigenen Balance bringen, zum Beispiel, weil wir einem anderen mehr vertrauen als unserem eigenen Organismus. Die Geschichte vom Teich richtet das Augenmerk darauf, dass die Dinge auch von ganz allein in einen Ausgleich und ins Lot kommen können.

Die Zahnbürste

Arteriosklerose, Arthrose, Mandelentzündung, Muskelkater, Nebenhöhlenentzündung, Thrombose

Ich erzählte einer Freundin am Telefon von meiner überstandenen Thrombose und davon, dass das Bein noch ziepte und kniff.

„Ich hatte auch eine tiefe Venenthrombose", erzählte sie. „Mein Hausarzt hat mir gesagt, dabei gehen oft Venenklappen kaputt, weil sie sich zusetzen. Das bleibt wohl so. Das Blut sucht sich Umwege, und ansonsten muss man halt Kompressionsstrümpfe tragen."

„Mag sein, dass er das so sieht, aber ich glaube, bei mir ist das anders", sagte ich zu ihr. Von da an schrubbte ich immer, wenn es irgendwo ziepte oder kniff, die betreffende Stelle mit einer Zahnbürste. Besondere Sorgfalt verwendete ich auf das Reinigen der Venenklappen. Einige Monate später – das Kneifen war inzwischen verschwunden – war ich wieder bei meiner Venenärztin. Von der Thrombose war nichts mehr zu finden. Keine Spur.

Die Geschichte kann auch bei anderen Verunreinigungen an Gefäßinnenwänden eingesetzt werden, etwa bei Arteriosklerose, bei Ablagerungen in den Muskeln, wie bei Arthrose, bei Belägen auf den Schleimhäuten sowie, um den Körper zu stimulieren, eitrige Flüssigkeit auszuleiten. Sie kann auch mit der Idee verbunden werden, man könne die Seele mit einer „mentalen Zahnbürste" von „Verschmutzungen" reinigen. Das Bild impliziert dann, dass traumatische Belastungen nicht Teil des Menschen sind, der sie erlitten hat, sondern sich gewissermaßen als etwas, was nicht zu ihm gehört, auf ihn gesetzt haben. Die Reinigung der Seele von Verkrustungen dient dann als Einladung, sich als von den Belastungen unterschieden zu erleben und traumatische Reaktionen unwillkürlich abzubauen.

Der Wasserhahn

Blutung, Hämatom, Menstruationsbeschwerden, Nasenbluten

Ich traf einen Kollegen, der sich ein Taschentuch auf die Nase drückte. „Geht es Ihnen nicht gut? Was machen Sie denn da?"

„Ich habe Nasenbluten."

„Ich hoffe, dass ich Ihnen nicht zu nahetrete, wenn ich Ihnen ein Geheimnis verrate. Es kann nämlich sein, dass Sie mich für verrückt erklären oder meinen, ich nähme Sie nicht ernst. Das liegt ganz gewiss nicht in meiner Absicht. Ich möchte, dass Sie wissen, dass Ihr Körper eine Art Wasserhahn hat, um das Blut abzustellen, das da aus Ihrer Nase kommt. Stellen Sie ihn sich wie einen Drehknopf vor, mit mehreren Noppen und einem roten Punkt darauf. Drehen Sie diesen Hahn im Geiste bitte einmal ganz nach rechts. Weiter, immer weiter, bis zum Anschlag. Spüren Sie den Anschlag? Sie können noch ein kleines bisschen weiterdrehen. Sehr gut! Jetzt ist das Ventil zu. Sie können das Taschentuch jetzt beiseitelegen. Die Nase blutet nicht mehr."

Die Geschichte kann auch verwendet werden, um andere Blutungen, etwa bei der Menstruation oder auch im Zusammenhang mit Zahnoperationen, zu reduzieren. Bei schweren Unfällen mit hohem Blutverlust kann eine solche Geschichte auch als Suggestion bzw. Autosuggestion genutzt werden, um die Blutung zu reduzieren und Zeit zu gewinnen, bis Blutkonserven zur Verfügung stehen (Olness/Kohen 2001).

Die gute Absicht kehrt zurück

Arthrose, Arteriosklerose, Autoimmunerkrankung, Hauterkrankungen, Menstruationsbeschwerden

Stell dir vor, in dir sitzt einer, der diese Arteriosklerose mitsamt den Schmerzen produziert, und stell dir vor, während du hier sitzt, könnte der mal aufstehen und sich dort drüben hinsetzen. Wie sitzt er da? Wie guckt er? Wie atmet er?

Stell dir vor, der, der da drüben sitzt, will etwas Gutes. Er hat nur eine sehr unpraktische Strategie gefunden, mit der er das umzusetzen versucht. Ich weiß nicht, was er Gutes will. Vielleicht will er dich vor Überforderung schützen oder dir sagen, du sollst nicht nur für die anderen, sondern auch für dich etwas Gutes tun, vielleicht auch irgendetwas ganz anderes. Stell dir vor, der dort drüben teilt sich auf: Aus ihm heraus tritt einer, der eine gute Absicht und gute Werte verkörpert; und sitzen bleibt der, der die ungeeignete Strategie hat. Wie sieht der aus, der da steht, der mit der guten Absicht und den guten Werten?

Ich möchte dich bitten, dass wir den wieder zu dir zurückholen. Stell dir einmal vor, dass er unsichtbar zu dir zurückläuft, bis er in dir drin ist. Wie fühlt sich das bei dir an?

Und wo sind jetzt die Missempfindungen, die du vorhin mit der Arteriosklerose in Verbindung gebracht hast?

Diese Strategie hat sich mehrfach im Zusammenhang mit Arthrose bewährt, um Schmerzen und Bewegungseinschränkungen schnell und nachhaltig zu reduzieren. Das Verfahren ist bei sehr vielen Symptombildern wirksam.

Gartenbewässerung

Durchblutungsstörung, Krampfadern, Ödeme, Raynauld-Syndrom

In meinem Garten habe ich einen Wasserhahn, damit ich die Pflanzen wässern kann, wenn es heiß und trocken ist. Im Winter allerdings stelle ich das Wasser ab, damit die Leitung bei Temperaturen unter null Grad nicht einfriert. Wenn dann etwa ein Handwerker das Gartenwasser benötigt, kann man den Haupthahn fürs Gartenwasser vorübergehend aufdrehen. Das geht übrigens auch bei Minusgraden, da das Wasser in den Leitungen nicht sofort einzufrieren droht, sondern erst nach einer längeren Zeit. Im Garten selbst gibt es dann nochmal einen Hahn, der geöffnet oder geschlossen werden kann, um zu entscheiden, ob und wie lange man Wasser entnimmt und wieviel Wasser pro Sekunde denn nun fließen soll. Meistens benutze ich einen Wasserschlauch, damit ich das Wasser überall hinbringen kann und es nicht von Hand tragen muss. An diesem Schlauch befindet sich vorne nochmals ein Ventil, mit dem man wiederum entscheiden kann, ob Wasser entnommen werden soll und wieviel davon pro Sekunde herausströmen soll. Mit diesem Ventil kann ich sogar entscheiden, ob es eher ein harter Strahl sein soll, der mit hohem Druck entnommen wird, oder ein weicher Sprühregen, der sich mit geringem Wasserdruck übers Gelände verteilt. Dass so ein Schlauch elastisch ist, ist übrigens auch von Vorteil, um Wärme- und Kälteunterschiede auszugleichen, die dafür sorgen können, dass sich das Wasser darin zu verschiedenen Zeiten unterschiedlich ausdehnt. Rein technisch wäre es auch möglich, ein Überdruckventil zu installieren, um den Druck bei Temperaturschwankungen nachzuregeln. Aber bei all den Regulationsmöglichkeiten im System ist das gar nicht mehr nötig.

Methoden wie diese sind wirksam, um die Gefäßweite bei Durchblutungsstörungen zu regulieren. Sie können auch einen Beitrag bei der Therapie von Herzerkrankungen leisten.

Wie Mutter und Kind

Knochenbruch, Multiple Sklerose, Schlaganfall, Tinnitus, Unfall, Verletzung

Erinnern Sie sich noch daran, wie Sie als Mutter Ihrer Tochter beim Laufen lernen geholfen haben? Wissen Sie noch, wie Sie sie dabei unterstützt haben? Stellen Sie sich vor, Ihre rechte Körperhälfte, die weiß, wie man sich bewegt, ist die Mutter und Ihre linke Körperhälfte, die das lernen möchte, ist die Tochter. Stellen Sie sich vor, wie die rechte Körperhälfte mit der Linken redet, wie sie mit ihr umgeht, wie sie ihr aufhilft, wenn sie hingefallen ist … Wie haben Sie das damals gemacht, wenn Sie Ihrem Kind wieder auf die Beine geholfen haben? Und wie hat das Kind reagiert?

Die Geschichte wurde für eine Klientin entwickelt, die eine Unterstützung der Physiotherapie zur Rehabilitation nach einem Schlaganfall wünschte. Sie kann auch bei Verletzungen, Tinnitus, manchen Formen von Multipler Sklerose und bei anderen Störungen hilfreich sein, die speziell eine Körperhälfte betreffen.

Memory

Demenz, Gedächtnis, Schlaganfall

Als Kind habe ich gerne Memory gespielt. Kennen Sie dieses Spiel? Man deckt immer zwei Karten auf, merkt sich den Platz möglichst aller Karten und versucht dann, immer mehr Paare von Karten zu finden, die zusammengehören. Wenn man zwei zusammengehörige Karten gefunden hat, darf man sie behalten und nochmals zwei Karten aufdecken. Je mehr Karten man gefunden hat, die zusammengehören, desto weniger bleiben auf dem Spielfeld und desto schneller geht das Spiel voran bis alles, was zusammengehört, zusammengeführt ist. Das ist so ähnlich, wie wenn man Puzzle spielt, nur dass es beim Puzzlespiel keinen Gewinner gibt, oder vielleicht sollte man sagen, alle, die mitspielen, sind die Gewinner. Interessant finde ich es, zu beobachten, welche verschiedenen Strategien die Menschen beim Puzzlespielen entwickeln. Einige sortieren die Stücke nach Farben, andere fangen bei den Rand- und Eckstücken an, andere suchen nach bestimmten Mustern, und dann gibt es auch Menschen, die nach der Form der Puzzlestücke gehen. Manche Menschen suchen gleichzeitig nach allem, was zusammenpasst. Andere bauen Inseln und versuchen diese immer weiter zu vergrößern, viele werden mit den Teilen anfangen, bei denen es einfach ist, zu sehen, dass sie zusammengehören, aber manche werden auch mit den anspruchsvolleren Stücken beginnen. Beim Puzzlespielen ist es genauso wie bei Memory. Am Anfang scheint es langsam zu gehen und manchmal dauert es eine Weile von einem sichtbaren Fortschritt zum nächsten. Aber je mehr Stücke identifiziert und zusammengefügt sind, desto schneller geht das Spiel voran. Am Schluss geht alles ganz schnell. Man steht davor und schaut sich das vollständige Bild an und lässt die Gedanken schweifen …

Die Metapher vom Memory-Spiel kann in der Begleitung von Schlaganfallpatienten eingesetzt werden, um das Wiederauffinden von Gedächtnisinhalten und körperlichen Funktionen zu unterstützen. Sie kann auch verwendet werden, um Menschen mit Prüfungsangst und Leistungsblockaden zu helfen, ihr Problem zu überwinden.

Mieter gesucht

Entzündung, Intoxikation, Kreislauf, Schmerzen

In bevorzugter Lage in meinem Innern vermiete ich eine wunderschön ausgebaute Wohnung mit Balkon und Galerie. Innovative Mieter mit gesundheitsliebendem Flair und Freude am Wohlbefinden werden bevorzugt. Die Wohnung darf mit Elan renoviert und neu eingerichtet werden. Eine Zeitlang hat nur der Kater darin gewohnt. Er ist in den Vorhängen herumgeklettert, hat die Krallen an den Türrahmen gewetzt und Mäuse angeschleppt. Da ist noch ein bisschen Arbeit zu tun. Günstig wäre ein Mieter, der den Kater mit im Hause wohnen lässt. Er wirkt ein bisschen einsam. Vielleicht braucht er nur Liebe.

Eine aktive Suche nach einem gesünderen Mieter des Körpers schafft Raum für einen neuen Zugang zu unserer gesunden Selbstwahrnehmung. Die Geschichte möchte der eigenen Gesundheit eine Wohnung schaffen, damit sie sich unter neuen Gesichtspunkten mit dem Kranken auseinandersetzen kann.

Der Kopfschmerzkuss

Kopfschmerzen, Schmerzen

„Du siehst gar nicht gut aus. Hast du schlecht geschlafen?", fragt meine Frau.

„Ja", gebe ich zu, „und ich habe Kopfschmerzen."

Meine Frau kommt zu mir, umfasst zärtlich meinen Kopf und spricht: „Ich liebe euch, ihr edlen Quälgeister. Dieser Kuss ist nur für euch!" Damit drückt sie mir einen dicken Schmatz auf die Stirn. Und leise flüstert sie in mein Ohr: „Kopfschmerzen, kommt mit, ich weiß, wo es noch mehr Liebe gibt."

Ich denke nach. Für ein wenig Liebe machen Kopfschmerzen alles. Ich will gar nicht wissen, wo meine Frau die Quälgeister hingeführt hat. Bei mir sind sie nicht geblieben.

Die Geschichte beschreibt eine paradoxe Intervention und kann zu einer erhöhten Selbstwirksamkeitserwartung führen. Dass auch Quälgeister der Liebe folgen, eröffnet einen anderen Blick auf den Umgang mit den Schmerzen.

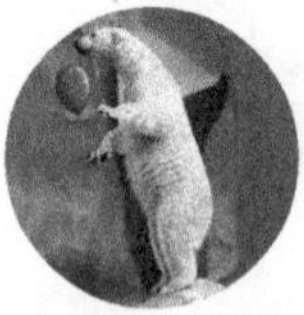

2 Innere Organe, Essen und Verdauen

Geschichten können eingesetzt werden, um Belastungen durch Essstörungen und stoffgebundene Süchte zu reduzieren. Wer an einer Essstörung oder Sucht leidet, sollte sich einem Arzt oder Therapeuten anvertrauen und nicht versuchen, sich alleine mit einer versuchten Selbsttherapie über die Runden zu helfen. Dennoch können Geschichten hier als Begleitmaßnahmen neben oder innerhalb einer Therapie wertvolle Dienste leisten.

Lebensmittelunverträglichkeiten können als allergische Reaktionen des Körpers verstanden werden. Geschichten für diesen Bereich körperlicher Beschwerden und körperlicher Gesundheit sind im Kapitel über Allergie zu finden.

Erkrankungen des Verdauungstrakts wie das Reizdarm-Syndrom, Colitis und Morbus Crohn haben oft einen Zusammenhang mit psychischen Belastungen, sei es in Form einmaliger traumatischer Belastung, sei es als Dauerbelastung durch Lebensumstände, die über einen längeren Zeitraum hinweg wirken. Geschichten, die sich in diesem Zusammenhang als hilfreich erwiesen haben, sind im Kapitel 10 zu Infekten und Entzündungen zu finden. Gleiches gilt für Infektionen der Blase und des Harntrakts.

Wenn die Wildschweine kommen

Bauchschmerzen, Durchfall, Magenverstimmung, Pilzbefall

„Ich fühle mich gerade, als habe ich eine Herde Wildschweine in meinem Bauch. Die wühlen und scharren, graben und suhlen sich, dass es nur so spritzt. Ich bleibe zuhause, wo ich jederzeit auf die Toilette kann.“

„Das ist bestimmt unangenehm. Ich hatte vor Jahren mal ein Wildschwein in meinem Garten und suchte Hilfe beim Wildhüter. Der meinte, ich solle die Tiere nicht erschrecken und herumjagen, sonst greifen sie an. Man müsse zum Wildschweinflüsterer werden, denn auch die Wildschweine haben Angst. Nur langsam und ruhig dürfe ich die Tiere treiben. ‚Liebe Wildschweine, ich mag euch und möchte euch helfen. Angst habe ich auch, wir wollen es langsam angehen.‘ Ich konnte die Tiere so immer wieder aus meinem Garten vertreiben. Die Wildschweine kommen nicht mehr.

Und etwas ist mir aufgefallen, da wo die Wildschweine die Erde umgewühlt haben, ist nun die fruchtbarste Ecke im Garten.“

Durch die Metapher der Wildschweine wird hier deutlich gemacht, dass selbst so etwas Unangenehmes wie eine Magenverstimmung eine Grundlage für ein gesünderes Klima schaffen kann.

Energiequelle

Verdauung, Verstopfung

„Du kennst doch sicher die Werbung für Mineralwasser, wo die Flasche mit einem solchen Zischen geöffnet wird, dass man sich allein vom Zusehen schon von Energie und Tatendrang überschwemmt fühlt.“

Er nickte.

„Dann stell dir doch einfach vor, wie du eine solche Flasche in deinem Inneren öffnest und spür mal nach …"

Er schaute mich eine Weile wie abwesend an. Dann breitete sich langsam ein Lächeln auf seinem Gesicht aus.

Oft haben Verdauungsprobleme mit Flüssigkeitsmangel und zu wenig Bewegung zu tun. Die Kurzgeschichte verbindet beide Elemente und setzt so passende innere Bilder in Gang.

Schwer verdaulich

Gewichtsreduktion, Magenverstimmung, Reflux, Übersäuerung, Verdauung

Ein Kompostwurm lebte glücklich in einem gut gepflegten Komposthaufen. Er liebte das Frühjahr, feucht war`s, und er konnte einiges durcharbeiten. Das Wichtigste war für ihn die Verrottung der Abfälle. Er fraß sie mit Freuden und machte daraus wertvolle Erde. Einzig die Zitronenschalen bereiteten ihm Mühe. Warum wehrten sich diese gelben Dinger gegen die Verwandlung in gute Erde? An ihnen biss er sich die Zähne aus. Er beschloss, einen anderen Kompost zu suchen. Morgen wollte er ausziehen, sollte, wer da will, an diesen scheußlichen Zitronenschalen kauen. In der Nacht träumte er schwer. Eine Stimme sprach zu ihm. „So wie sie wachsen, so werden sie zergehen." Am nächsten Tag war es ihm klar: Zitronen können nicht anders. Sie brauchen Wärme zum Gedeihen, sie brauchen Wärme zum Vergehen. Wie das Wachsen, so das Sterben. Er machte einen Bogen um die Schalen und blieb. Und tatsächlich: In der Hitze des Sommers zersetzten sich die Schalen von selbst. Und wenn er wieder einmal an den Zitronenschalen vorbeikommt, denkt er, diese vergehen ja von selbst.

Diese Geschichte zeigt, wie die Verdauung, richtig begleitet, leichter werden kann. Mehr Bewusstsein für die eigene Nahrungsaufnahme und Qualität und Beschaffenheit der Lebensmittel hilft, ein gesundes Klima zu erhalten.

Die Heinzelmännchenhilfsarmee

Erkältung, Grippe, Magen-Darm-Grippe, Übelkeit

„Mir geht es gar nicht gut, ich glaube ich habe mich bei einer Freundin mit einer Magen-Darm-Grippe angesteckt", klagte eine Kollegin in der Mittagspause, starrte auf ihr kaum berührtes Essen und legte Gabel und Messer weg.

„Du solltest nach Hause und ins Bett gehen", riet ich ihr. „Deck dich schön zu und versuche, dich zu entspannen. Bei mir hat das neulich gut funktioniert: Ich lag mit Schüttelfrost und Wärmflasche da und wusste nicht so recht, ob es mir nun gleich übel wird oder nicht. Ich habe mir dann vorgestellt, wie sich meine inneren Helfer begeistert auf den Weg machen, um die feindlichen Viren zu bekämpfen. Die hatten richtig gute Laune und ich konnte sie beobachten, wie sie den Viren auf unterschiedliche Weise zu Leibe rückten. Einige fraßen sie einfach auf. Andere, sie sahen aus wie wilde Piraten, warfen Netze über die Eindringlinge und schleppten sie ab. Wieder andere zersetzten sie mit Hilfe einer Flüssigkeit. Es war für mich ganz schön anstrengend, etwas später bin ich kurz eingeschlafen und habe nach dem Aufwachen mit neuem Elan dem Getümmel beigestanden. Das ging so drei bis vier Mal: anfeuern – einschlafen, anfeuern – einschlafen, bis ich dann fest bis zum Morgen schlafen konnte. Nach dem Aufwachen war ich ganz schön schlapp, aber übel ist mir nicht mehr geworden."

Meine eigene Erfahrung mit dieser Geschichte zeigte mir, wie hilfreich und effektiv ein aktives inneres, bildliches Erleben sein kann. Die Übelkeit, die eine Zeitlang drohte, kam nie richtig durch und nach zwei Tagen der körperlichen Erholung ging es mir wieder gut. Auch wenn es Kraft und Energie kostete, meine Heinzelmännchenhilfsarmee immer wieder loszuschicken, glaube ich, dass sie dafür gesorgt hat, dass sich der Virus in meinem Körper nicht festsetzen konnte.

Kampf mit dem Monsterschnupfen

Fieber, Grippe, Infekt, Schnupfen

Ein Monster hat meine Gesundheit gefangen genommen. Wie ein Riesenkrake umschließt es meine Gesundheit und presst sie aus. Schleim und Rotz speit das Monster und lässt es auf meine arme Gesundheit tropfen. Sie leidet, wird kleiner und schrumpft in den Fängen des Riesenkraken. Ich leide und ich weiß: Meine Gesundheit wird kläglich eingehen. Kann ich nur warten, bis das Monster selber stirbt, gibt es keine Rettung?

Doch, mache ich mir Mut, ich lasse nicht zu, dass meine Gesundheit so ums Leben gebracht wird. Ich werde sie aufleben lassen. „Liebe Gesundheit, weißt du noch, wie du dich an den warmen Sommertagen im duftenden Gras so wohl gefühlt hast? Wie du dich an den wunderbaren zarten Farben von Himmel, Licht und Wolken erfreut hast? Als dir das Summen der Bienen wie Musik vorkam und du dich einfach auf die weiche Wiese gelegt hast und vor dich hinträumen durftest? Ja, erinnerst du dich an diese wunderbare Welt und wie sie dich gestärkt hat? Du bist kräftiger geworden und gewachsen. Liebe Gesundheit, vergiss es nicht, du bist es, die sich selbst beleben kann!" Ich glaube, da tut sich was in meinem Inneren. Meine Gesundheit scheint sich zu wehren. Klar, das Monster zappelt noch, aber gegen meine erstarkte Gesundheit hat es keine Chance.

Schnupfen und Erkältungskrankheiten scheinen manchmal vollständig Besitz von uns zu ergreifen. Diese Geschichte versinnbildlicht ein solches Erleben und stimuliert gleichzeitig unsere Selbstheilungskräfte.

Verdauungsapparat

Adipositas, Bauchschmerzen, Verdauung, Verstopfung, Völlegefühl

„Ich habe Bauchschmerzen. Jedes Mal esse ich zu viel!" Sie hielt sich den Bauch. Ein halbes Jahr zuvor hatte sie sich den Magen operativ verkleinern lassen, aber ihr Appetit hatte sich offenbar noch nicht an die neue Situation angepasst.

„Gestern Abend hatte ich zu viel gegessen und konnte nicht einschlafen", erwiderte ich. „Da habe ich mir meinen Magen und Darm als Maschinen mit Zahnrädern vorgestellt. Ich habe die Bewegung der Räder kurz angeschaut und dann habe ich sie viel schneller laufen lassen. Ein paar Minuten später war das Problem behoben." Interessiert hörte sie zu.

„Es funktioniert!", rief sie kurze Zeit später, als sie in Richtung WC verschwand.

Die Metapher vom Verdauungsapparat kann die Umstellung von Essgewohnheiten unterstützen. Sie sorgt dafür, dass die Nahrung weniger vollständig verarbeitet und schneller ausgeleitet wird. Sie kann daher auch bei Darmträgheit verwendet werden.

Die Insulinrezeptoren wecken

Diabetes, Rauchen

Ein Arzt kam zur Hypnose, um sich das Rauchen abzugewöhnen. Als er im Praxiszimmer saß, hatte er es sich aber offenbar anders überlegt und fragte: „Können wir es nicht so machen, dass ich nur noch nach Feierabend zwei bis drei Zigaretten rauche und samstags auch erst ab dem Abend und am Sonntag dann ab mittags? Da dürfen es dann auch sechs oder sieben sein."

„Im Allgemeinen geht man davon aus, dass man sich, wenn man mal richtig geraucht hat, das Rauchen nicht halb abgewöhnen kann. Und dann noch nach Stundenplan …"

„Lass es uns probieren. Könntest du nicht meine Nikotinrezeptoren schlafen legen, sodass sie tagsüber dösen und gar nicht rauchen wollen?"

Ich habe ihn also hypnotisiert, sodass er in einer schlafähnlichen Trance war, dann hab ich seinen Kopf aufgeweckt und den Rest des Körpers schlafen lassen, dann habe ich seinen Arm aufgeweckt, dann den Kopf wieder einschlafen lassen, während der Arm wach blieb, und so weiter, in unterschiedlichen Kombinationen. Gelegentlich habe ich die Nikotinrezeptoren erwähnt, die auch schliefen. Schließlich habe ich seinen Körper gebeten, ganz aufzuwachen, außer den Nikotinrezeptoren, denen ich bestimmte Zeiten mitgeteilt habe, zu denen sie wach sein dürfen. Das hat für einige Wochen sehr gut funktioniert, bis der Mann in eine Krise kam, aber keine Zeit fand, zu einer Nachoptimierung nochmals in die Therapie zu kommen.

„Dann kann man das auch zur Therapie von Diabetes II einsetzen", sagte eine andere Ärztin. Wenn man Nikotinrezeptoren schlafen legen kann, kann man auch Insulinrezeptoren aufwecken."

Mir fiel ein, was der rauchende Arzt nach der Hypnose zu mir sagte: „Das war lustig: Ich habe wie im Traum einen Schlafsaal gesehen in dem lauter kleine Leute lagen und schliefen, die Nikotinrezeptoren. Die sahen süß aus. Ab und zu ist mal einer ein bisschen wach geworden, und dann bin ich hingegangen und hab ihn beruhigt, zugedeckt, oder was der so brauchte, und dann hat er weiter geschlafen."

Wie das wohl aussieht, wenn man in den Schlafsaal mit den Insulinrezeptoren geht und die aufweckt? Einen nach dem anderen, bis alle wach sind …

Die Anekdote gibt ein Erlebnis aus einer Therapie zur Rauchentwöhnung wieder. Sie kann als Suggestion an den Körper von Diabetespatienten verwendet werden, um alle seine Möglichkeiten zu nutzen, um vorhandene Insulinrezeptoren zu aktivieren.

Gegen den Strom

Alzheimer, Krebs, Multiple Sklerose, Parkinson, Progressive Muskeldystrophie

Wenn Sie eine Krebstherapie machen, ist das, als ob Sie in einem Boot sitzen und gegen den Strom rudern. Die Zeit wird es weisen, ob Sie vorwärts oder rückwärts schwimmen. Ich möchte mit Ihnen daran arbeiten, dass es vorwärtsgeht, gegen den Strom. Wenn Sie konventionelle und alternative Therapieformen gleichzeitig wählen und noch weitere Dinge tun, die nützlich sein können, ist das, als ob Sie mehrere Ruderer im Boot sitzen haben. Mir scheint es wichtig, dass Sie Ihre Ruderer mit Bedacht und ohne Hektik auswählen. Vielleicht werden Sie neben der konventionellen Therapie mit chinesischer oder schamanischer oder anthroposophischer Medizin arbeiten oder mit Homöopathie, ich weiß es nicht. Vielleicht werden Sie sich anders ernähren und viel bewegen, aus Gebet und Glauben leben, meditieren, eine Psychotherapie machen, das Haus und die Garage aufräumen, das Leben genießen, was immer zu Ihnen passt. Wenn Sie am Schluss da angekommen sind, wo Sie hinmöchten, werden die Ruderer womöglich unterschiedlich stark gewesen sein, aber jeder ist wichtig. Jeder wird seinen Beitrag geleistet haben.

Wer therapeutische Interventionen in der Krebstherapie einsetzen möchte, ist mit einem Dilemma konfrontiert: Einerseits ist die größtmögliche Zuversicht des Patienten, der Behandelnden und Angehörigen zu fördern, um eine optimale Grundlage für das Gelingen der Anstrengungen zur Wiederherstellung der Gesundheit zu schaffen. Andererseits möchte man nichts sagen, was wie ein Versprechen klingen könnte, dass das Projekt gelingt. Eine Lösung ist, eine Metapher zu gebrauchen, die nichts verspricht, aber die Hoffnung zum Ausdruck bringt, dass das ehrgeizige Ziel erreicht werden kann.

Pac-Man

Dekubitus, Gefäßerkrankungen, Krebs, Nekrose, Thrombose

Ein Mann kam mit einem metastasierenden Lungenkarzinom mit der Bitte um psychologische Unterstützung in Therapie. Genau genommen wusste man nicht sicher, welchen Ursprungs die Metastasen waren, denn der ursprüngliche Tumor, der da gestreut hatte, war nicht mehr aufzufinden. Ich schlug dem Mann vor, dass wir zusätzlich zur psychotherapeutischen Arbeit im engeren Sinne auch schauen, was wir für sein Immunsystem und für die Unterstützung des Körpers bei seiner Arbeit tun können. Damit war er einverstanden.

Ich erzählte ihm, dass der Körper – seiner wie meiner – jeden Tag degenerierte Zellen, auch Krebszellen, findet und aussortiert. Normalerweise sei er da sehr erfolgreich. Wenn er aber durch eine körperliche oder seelische Belastung über längere Zeit hinweg sehr geschwächt sei, könne es passieren, dass er mit dem Entfernen der degenerierten Zellen nicht mehr nachkommt, sodass die sich vermehren und einen Klumpen bilden, einen Tumor. Auch dann sei es nicht zu spät zum Handeln, denn so wie die Fresszellen einzelne Krebszellen entfernen können, so können sie auch einen Tumor abnagen, von außen nach innen, bis davon nichts mehr übrig ist. Wichtig sei, dass sie in ihrer Arbeit nicht nachlassen, wenn sich am Anfang scheinbar nicht viel tut, weil ein Tumor aus so vielen Zellen besteht. Je weiter sich die Fresszellen nach innen nagen, desto weniger Zellen sind dort noch übrig und desto schneller geht es voran. Dass man den Ursprungstumor nicht mehr gefunden habe, erzählte ich ihm, sei ein Beweis dafür, wie effektiv seine Fresszellen seien. Jetzt müssten sie mit den Metastasen dasselbe tun wie mit dem Ursprungstumor.

Ob er Pac-Man kenne, das Computerspiel von früher? Da schickt man runde Kugeln mit Augen und einem großen Maul durch ein Leitungssystem, um die kleinen Kugeln, die sich darin aufhalten, aufzufressen. Die großen Monster fressen die kleinen. Wenn alle kleinen Monster weg sind, hat man das Spiel gewonnen. Dazu braucht es Schnelligkeit und Geschick. Dranbleiben ist die Devise. Ich sagte ihm, sein Körper solle Pac-Man spielen, jeden Tag, so lange bis er gewonnen hat. Daneben tat ich, was mir möglich war, um sein seelisches Wohlbefinden zu fördern und Tendenzen von Angst und Depression aufzulösen. Manchmal gestaltete sich die Therapie ausschließlich als waches Gespräch, in dem ich „Leute, die Sie sein können", und die körperliche oder seelische Belastungen erlebten, imaginativ aus ihm heraus auf einen anderen Platz des Raumes setzte, ihn bat, deren Aussehen und Verhalten zu beschreiben und ihn fragte, wie er sich fühle und verhalte, wenn diese draußen seien. Andere Male integrierte ich Phasen klassischer Hypnose in die Arbeit.

Für ein Vierteljahr trafen wir uns alle ein bis drei Wochen. Der Mann vertrug die Chemotherapie sehr gut und war so guter Dinge, dass ich mich manchmal fragte, was ich noch für ihn tun könnte. Wenn mir nichts anderes einfiel, wiederholte ich die Sache mit Pac-Man und erzählte Geschichten darüber, wie sich Warzen, Lipome und Myome unter dem Einfluss hypnotischer Suggestionen aufgelöst hatten. Ein Vierteljahr nach Beginn der Chemotherapie und der begleitenden Arbeit schrieb mir seine Ehefrau: „Die Kontroll-CT ergab, dass sich die Metastasen aufgelöst haben – die Pac-Man waren erfolgreich."

Bei Krebsdiagnosen ist es ratsam, mit konventionellen und naturheilkundlichen Verfahren gleichzeitig zu arbeiten und parallel Veränderungen am Lebensstil vorzunehmen. Arbeitsweisen wie Chemotherapie, Radiotherapie und Chirurgie sind nicht Gegner, sondern Partner von Herangehensweisen wie Homöopathie, traditionell chinesischer Medizin und Hypnotherapie. Eine Neugestaltung unseres Rhythmus' von Ruhe und Aktivität sowie der Weise, wie wir schlafen, essen, uns bewegen, arbeiten und unsere Beziehungen gestalten, trägt viel zur Heilung bei. Das Wiederentdecken von Gebet, Segen und gemeinschaftlich gelebtem Glauben kann ebenfalls die Heilung fördern. Eile mit Weile – die Kunst, Entschlossenheit ohne Hektik zu leben, wird in solchen Situationen oft in Gemeinschaft mit Freunden und Familienmitgliedern entdeckt. Suggestive Geschichten wie PacMan laden zu dieser Balance ein, indem sie uns äußerlich zur Ruhe bringen und gleichzeitig unser Inneres stimulieren, das Problem mit großer Energie anzugehen. Die Geschichte kann abgewandelt auch verwendet werden, um den Körper dabei zu unterstützen, abgestorbenes Gewebe abzubauen.

Wunderkeks

Gedächtnis, Verstopfung

Meine Mutter geht auf das 90. Lebensjahr zu, sie lebt im Altersheim, manchmal vergisst sie Dinge und hin und wieder leidet sie an chronischer Verstopfung. Nichts Dramatisches, der Arzt kennt ihre Situation und hilft, so gut er kann, verständlicherweise plagt ihr Leiden sie. Aber noch schlimmer ist für sie, dass sie bestohlen wird, wie sie mir immer wieder versichert. Viele Dinge sind nicht mehr da, wo sie hingelegt wurden. Geld, Bürsten, Batterien, Schmuck, selbst Schuhe verschwinden. Das sind unangenehme Tatsachen, die ihr das Leben sauer machen. Meine Mutter wird argwöhnisch, traut niemandem mehr, behält alles bei sich und teilt nichts, mit niemandem. Sie bleibt in ihrem Zimmer und schaut nach ihrem Hab und Gut.

Beim nächsten Besuch brachte ich eine große Packung Kekse mit. „Weißt du was, wir gehen mal in den Aufenthaltsraum, da sind noch andere, vielleicht mögen die auch von den Keksen." Sie kam mit, ein wenig widerstrebend zwar, aber im Aufenthaltsraum freute sie sich doch. Da waren noch andere Bewohner am Tisch. Sie stellte die Kekse auf den Tisch und bat die anderen, sich welche zu nehmen. Es entstanden Gespräche, Begegnungen, schlussendlich blieben noch Kekse übrig.

„Das war ein schöner Nachmittag", meinte sie, als wir wieder in ihrem Zimmer waren. Meine Mutter war sehr überrascht, als sie beim Verabschieden plötzlich die vermisste Haarbürste entdeckte, sie lag auf dem Fernseher. Als ich das nächste Mal wiederkam und Kekse mitbrachte, sagte sie: „Das müssen besondere Kekse sein. Ich entdecke immer wieder Dinge, welche mir gestohlen wurden. Und verstopft bin auch nicht mehr."

Manchmal reagiert unser Körper mit einem Symptom auf das, was unsere Seele beschäftigt. Die Geschichte schafft einen Bezug vom einen zum anderen. Durch das Auflösen des seelischen Themas kann eine Heilung erfolgen.

Bierbrauen

Magenverstimmung, Mundgeruch, Reflux, Verdauung

Das Wichtigste beim Bierbrauen ist die Gärung. Ich kontrolliere sie mit der Nase, weil ich gute und stinkende Gärung unterscheiden muss. Übelriechende Gase sind ein schlechtes Omen für eine gute Gärung. Wichtig ist, mit welcher Hefe der Prozess gestartet wird. Die Hefe füttere ich mit Zucker an, dann startet sie sofort. Nach dem erfolgreichen Eingreifen der Hefe beginnt der Sud zu gären. Habe ich Hefe, Wasser, Hopfen und Malz falsch gemischt, riecht es unangenehm bis unters Dach. Was unverdaut im Braufass liegt, braucht Hilfe. Lüften heißt das Zauberwort. Verschaff dem Sud Luft und Raum, er wird es dir mit einer guten Gärung danken. Nicht alles, was schlecht im Fassinneren gärt, muss am Ende verdorben sein.

Aufstoßen und Mundgeruch kommen oft von einer schlechten Bearbeitung des Gegessenen – manchmal auch des Erlebten. Alles, was uns im Magen liegt oder was wir unverdaut in uns gären lassen, erzeugt unangenehme Gerüche. Luft und Raum geben kann heißen: das Verdaute unter neuen Gesichtspunkten verarbeiten.

Schachspielereien

Inkontinenz

Ich traf ihn bei einem Schachturnier. Wir saßen als Zuschauer nebeneinander, wir kamen ins Gespräch.

„Seit Jahren leide ich an einer schleichenden Inkontinenz", gestand er mir. Er habe keine Freunde mehr, weil er nicht unter Menschen wolle. Solange er sich zurückerinnere, hatte er sich unter Kontrolle. Nichts überließ er dem Zufall, seine Welt war planbar. Kein Lob zu viel, keine Aufmunterung für andere und auch nicht für sich selber.

Nicht einmal bei seinem liebsten Spiel, dem Schach. Er habe immer gewonnen, nie ließ er seinem Gegner auch nur den Hauch einer Chance. „Man muss niemandem nichts schenken", war sein Motto. Und ausgerechnet er hatte nun diese Inkontinenz. Er wollte nicht mehr spielen. Keine Kontrolle zu haben sei das Schlimmste, er wolle sich nicht blamieren, sagte er.

„Wissen Sie, dass Sie ein großzügiger Mensch sind? Sie schütteln den Kopf, aber Ihr Unbewusstes sagt etwas anderes. Teilen kann Erlösung sein, auch wenn es in die Hose geht. Probieren Sie es."

Ja, wir treffen uns hin und wieder zum Schachspiel, ich gewinne auch manchmal. Wie es um seine Inkontinenz steht, weiß ich nicht. Ich weiß aber, er ist ein beliebter Schachpartner.

Hin und wieder zeigt der Körper unbewusst, wie er eigentlich sein Seelisches gerne hätte. Unkontrolliertem Pinkeln im Leiblichen kann durch Großzügigkeit gegenüber sich und anderen im Seelischen begegnet und so ein Heilungsprozess angeregt werden.

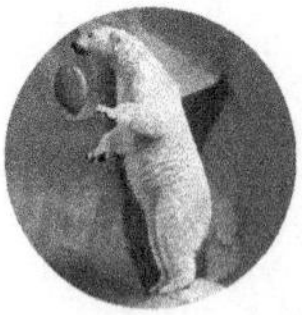

3 Muskeln, Knochen, Sehnen

Muskelverspannungen, etwa in Form eines allgemein erhöhten Muskeltonus, in Form eines Hexenschusses oder Schiefhals-Syndroms werden in der Hypnotherapie immer wieder erfolgreich unter dem Einsatz metaphorischer Geschichten reduziert. Daneben gibt es einige praktische Übungen, die zur Reduktion einer solchen Symptomatik eingesetzt werden können. Geschichten, die etwa im Zusammenhang einer Sehnenscheidenentzündung, einer Schleimbeutelentzündung oder Gelenkentzündung verwendet werden könnten, finden sich im Kapitel über Entzündungen.

Dasselbe

Konversionsstörung, Muskelverspannung, Psychosomatik

Eine junge Frau begann, Physik zu studieren. Ein paar Semester lang engagierte sie sich und schrieb gute Noten, dann änderte sie ihre Meinung und schrieb sich im Fach Theologie ein. „Das ist aber ein großer Wechsel", wunderten sich ihre Freunde. „Für mich ist es dasselbe", antwortete sie.

Bei Licht besehen, sind alle Erkrankungen psychosomatisch (oder somatopsychisch), weil die Zweiteilung von Körper und Psyche, biologisch betrachtet, keinen Sinn ergibt. Auch wenn wir eine spirituelle Betrachtungsweise einnehmen wollen, muss der

Mensch als körperliches Wesen gesehen werden. Die platonische Unterscheidung zwischen ewigem Geist und zeitlicher Materie wird weder der Physik gerecht (die Materie als Form von Energie sieht), noch einer Spiritualität, die die schöpferische Quelle des Seins bzw. den Menschen als Einheit sieht.

Die Anekdote lädt dazu ein, die Klassifizierung eines Symptoms als „psychosomatisch" nicht als Abwertung und auch nicht als medizinischen Sonderfall zu sehen, sondern als Normalität im medizinischen Alltag.

Warum stemmst du den Himmel?

Durchblutungsstörung (eingeschlafene Glieder), Kreislauf, Muskelverspannung, Nackenschmerzen, Schmerzen

Ein Freund von mir ist Gymnasiallehrer und litt unter großen Schmerzen im Nackenbereich. „Ich habe seit Monaten am Morgen ein pelziges Gefühl in den Armen, mir schmerzen Nacken und Schultern. Ich nehme Medikamente, bekomme Massagen, doch gesund bin ich nicht. Ich habe das Gefühl, ich stemme eine ungeheure Last und weiß nicht, wie ich alles bewältigen soll."

„Du kennst die griechische Mythologie?", erwiderte ich. „Stell dir vor, dein Atlas trägt den Himmel auf seinem Nacken. Er stemmt ihn weg von der Erde. So müssen die Erdgöttin Gaia und der Himmelsgott Kronos sich nicht mehr fortpflanzen und neue Monster zeugen. Und du kennst Herakles, den Helden der griechischen Geschichte? Er musste die goldenen Äpfel im Paradiese holen. Die Äpfel wuchsen am westlichen Ende der Welt und sie verliehen ewige Jugend und Schönheit. Doch ein hundertköpfiger Drache bewachte sie, kein Sterblicher konnte die Äpfel stehlen. Also versprach Herakles dem Atlas den Himmel zu stemmen, wenn er ihm die Äpfel holen könne. Das tat Atlas, wollte aber nun nicht mehr an seinen Platz. Herakles gelang es nur durch eine List, sein ewiges Stemmen vom Himmel abzuwenden. Er wollte sich erst ein Nackenpolster machen. Atlas tauschte für einen Moment den Standpunkt mit Herakles und dabei blieb es. Er macht seine Aufgabe noch immer.

Übergib das Stemmen wieder dem Atlas und lass deine Helden die Arbeit tun."

Nackenverspannungen können entstehen, wenn wir uns mit Aufgaben überfordern, die anderen zukommen. Mit Hilfe dieser Geschichte kann eine Neuorientierung über die Verteilung von Aufgaben stattfinden.

Ja sagen, Nein sagen

Konversionsstörung, Psychosomatik, Schiefhals (Torticollis)

„Ich habe eine Blockade im Hals. Ich kann den Kopf nicht mehr schütteln. Meinst du, das hat etwas mit meiner Fähigkeit zu tun, ‚Nein' zu sagen?"

„Das klingt mir nach einer sehr gewagten These. Aber lass es uns ausprobieren. Weißt du, dass die Leute in der Türkei nicken, um Nein zu sagen und den Kopf schütteln, um Ja zu sagen?"

„Ja, ich war einmal in der Türkei. Da ist das so."

„Stell dir vor, du bist eine Türkin und sagst mit dem Kopf Ja. Wie machst du das?"

Sie schüttelte den Kopf.

„Sag mal mit dem Kopf Nein."

Die Freundin versuchte zu nicken. „Das geht nicht."

Nicht nur Traumata, sondern auch allmählich erlernte Lebensweisen finden ihren Ausdruck im Körper und können dabei zuweilen Symptome mit einem hohen Symbolwert hervorbringen. Durch Experimente wie das hier geschilderte können wir herausfinden, ob an der Idee eines Symptoms mit Symbolwert etwas „dran" ist oder nicht.

Der Bär tanzt, wenn er will

Arthrose, Hexenschuss (Lumbago), Muskelverspannung, Schiefhals (Torticollis), Schmerzen (Schulterschmerz)

„Meine Schulter schmerzt. Ich weiß nicht mehr, wie ich geradestehen kann. Man sieht es mir an, ich ziehe meine Achseln hoch, ich habe kaum mehr einen Hals. Wie ein rheumatischer Tanzbär komme ich mir vor. Der muss tun, was der Bärenführer will, immer antanzen, soll Männchen machen und die Tatzen heben. Ich werde immer unbeweglicher." Mein Gegenüber gab ein trauriges Bild ab. Die Nackenmuskeln und die Schultern wirkten verspannt und hart.

„Ja, wenn du auf Bärenführer hörst, wirst du nicht gesunden. Benutz doch deine Tatzen für dich! Lege sie mal auf die schmerzende Schulter, höre auf deine eigene Musik, das mögen Tanzbären. Sei dein eigener Bärenführer und sag dem Bären: Hallo, mein lieber Tanzbär, hier, das schmerzt!"

Nach drei Wochen erhielt ich eine Karte, darauf war ein Bär in der Sonne zu sehen. „Der tanzt wieder, wenn er will!"

Wenn wir den Kontakt zu uns selbst verlieren, uns fremdsteuern lassen, kann unser Körper mit Verspannungen und Schmerzen reagieren. Ziel der Bärengeschichte ist es, diesen Kontakt zu fördern und wiederherzustellen. Durch Berührung können wir uns selber etwas von der Wärme geben, die wir brauchen.

Takelage

Krampf, Hexenschuss (Lumbago), Muskelverspannung, Schiefhals (Torticollis), Zähneknirschen (Bruxismus)

Wenn ein Segelschiff einen schweren Sturm überstanden hat, ist meistens die ganze Takelage verspannt. Manche Taue haben zu viel Spannung, andere zu wenig, Mast und Rah sitzen nicht mehr ganz gerade, die Segel lassen sich nicht mehr gleichmäßig ausrollen und so weiter. Dann kommt das Schiff aufs Dock. Die Leinen werden auf beiden Seiten des Schiffes gelöst und gespannt, gelöst und gespannt, immer wieder, bis das ganze Geflecht von Tauen und Seilen die richtige Spannung und Entspannung hat, für jedes Seil entsprechend seiner Funktion nicht zu viel und nicht zu wenig. Der Mast steht kerzengerade, sowohl stabil als auch elastisch. Die Segel lassen sich mit wenigen schwungvollen Bewegungen raffen und lösen. Am Ende ist es nicht so, dass die Dockarbeiter alles nur entspannt hätten, sondern die Taue, die vorher zu viel Spannung getragen haben, sind gelöst und die, die vorher zu wenig davon hatten, sind gespannt. Und wenn das Schiff wieder in See sticht, legt es sich in den Wind und zieht dahin, als schwebe es über die Wellen.

Die Geschichte ist oft hilfreich, um Verspannungen der Muskulatur zu reduzieren. Mit der Erwähnung des Sturms wird indirekt auch auf mögliche Ereignisse hingewiesen, die die Verspannungen mit ausgelöst haben können. Dadurch wird dem Unbewussten ein solcher Zusammenhang, wenn er besteht, in Erinnerung gerufen und gleichzeitig für obsolet erklärt. Indem anerkannt wird, dass der Sturm vorüber ist, wird das Körpersymptom vom Auslöseereignis getrennt und eine Lösung des Körpers vom Symptom erleichtert.

Die Krusten wegbrennen

Arthritis, Entzündung, Gelenkschmerzen, Rheuma, Schmerzen

Mit meinem großen Esel gehen wir zum Hufschmied, der Esel braucht Eisen. Es ist ein langsames Fortkommen, ich gehe seit einer Woche am Stock. Am großen Zehengelenk habe ich eine arthritische Entzündung, und ich kann den Fuß kaum absetzen, geschweige abrollen, weil mich das Gehen außerordentlich schmerzt.

Beim Hufschmied wird der Esel angebunden, der Huf geschnitten und das kleinste Hufeisen in die Esse gelegt. Mein Esel hat seit Geburt kranke Hufe. Manchmal brechen kleine Stücke aus und der Huf entzündet sich. „Wenn du ihm Hufeisen machen lässt, wird sein Huf immer stabiler", meint der Hufschmied, holt das rotglühende Eisen aus dem Feuer und legt es auf den Huf. Die Hitze brennt die Kruste weg, ein stinkender, bissiger Rauch steigt vom Huf auf. Mein Esel bleibt gelassen, die Prozedur schmerzt nicht. Das Eisen wird wieder weggenommen, ins Feuer und glühend wieder auf den Huf gelegt. Nun passt es perfekt. Ich schaue dem aufsteigenden Rauch nach, es riecht nach verbranntem Eiweiß. Meine Gelenke seien auch spröde, meint der Arzt. Ein neues Eisen wird in die Esse gelegt, es beginnt rot zu glühen, wird gelblich und schließlich weißglühend. Der Esel hält seinen nächsten Huf bereit, mit einer großen Zange wird das Eisen gepackt, der Huf wird gehalten, und das Eisen gesetzt. Ich stell mir vor, wie die Hitze auf mein schmerzendes Gelenk kommt. Vor meinem inneren Auge wird das Gebröckelte, Verhärtete von der Hitze weggebrannt, alles passt wieder haargenau ins Gefüge. Das weißglühende Hufeisen wird auf die entzündete Stelle gelegt, es raucht und stinkt, und die Hitze brennt die Entzündung weg.

Nachdem der Esel seine Eisen bekommen hat, ziehen wir los. Nicht schnell, nein, aber ich brauche keinen Stock mehr.

In dieser Geschichte arbeitet der Erzähler mit kräftigen inneren Bildern. Die Übertragung des realen Aufbrennens von Hufeisen auf das imaginative Wegbrennen von Entzündungen stimuliert die Selbstheilungskräfte und kann zum Nachlassen von Entzündungsprozessen bis hin zu deren Abheilen beitragen.

Brennnesseln

Gelenkschmerzen, Gicht

Ich besuchte unlängst einen Rosengarten. Dort wuchsen die herrlichsten Blumen, einige schimmerten zart, andere leuchteten kräftig. Ein wunderbarer Blütenduft lag in der Luft. Das Schönste aber waren die Schmetterlinge, welche an den Blüten Nektar sogen. Welch herrliche Farben und Symbole auf ihren zarten Flügeln prangten! Bezaubert folgte ich ihrem Fluge.

Unvermutet kam ich zum Ende des Parks. Versteckt unter schattigen Bäumen befand sich dort eine große Kompostanlage. Es roch modrig und sauer. Da wollte ich nicht bleiben und beim Weggehen streiften meine nackten Füße in den Sandalen eine Brennnessel. Es schien, als hätten die kleinen Härchen der gemeinen Pflanze nur auf mich gewartet und wollten all ihr Gift unter meine Haut setzen. Es brannte heftig und am liebsten hätte ich laut geflucht. Der Gärtner kam mit einer Karre welker Blätter um die Ecke. Er sah mich und wusste sofort, was los war. „So wie du dreinschaust, bist du bestimmt sauer auf die Nessel, sie sticht und feuert unter deiner Haut, und du wirst noch lange daran denken", meinte er lachend. „Aber stell dir vor, sie ist meine Lieblingspflanze."

„Sie nervt mich", gab ich zurück, „weit und breit wunderbare Blumen und die herrlichsten Schmetterlinge. Wie kannst du diese bösen Nesseln lieben?"

„Da hast du recht, die Schmetterlinge hier sind wunderschön. Weißt du, wer sie ernährt und stark macht?" „Ich ahne es", sagte ich und bückte mich zu den Nesseln.

In den Brennnesselstauden hingen verpuppte Raupen, einige waren bereits offen. Ein frisch entpuppter Schmetterling zitterte leicht, als er seine wunderbar farbigen Flügel spreizte und losflog.

Wie war ich überrascht, als er nach einem kurzen Flug auf meiner schmerzenden Haut landete, kurz innehielt und weiterflog. Mir war, als hätte er das Brennen mitgenommen.

Die Geschichte regt uns dazu an, das, was uns belastet, unter neuen Gesichtspunkten zu sehen und darin die Kompetenzen, guten Intentionen und Ressourcen zu entdecken. Was uns verletzt, kann auch heilende Qualitäten enthalten und Krankheitssymptome sind oft ein zweites Programm der Gesundheit.

Ein Frosch hilft

Entzündung, Gicht, Hyperaktivität

Ich war alleine im Wald unterwegs, eine Lichtung lud mich zum Verweilen ein. Die Sonne schien warm am blauen Himmel. Ein klares, helles Wasser floss als Rinnsal durch den Wald und bahnte sich seinen Weg auf der sonnenbeschienenen Wiese.

Im Bächlein blieb altes Laub an einem scharfen, großen Stein hängen, das Rinnsal staute sich hier und begann einen kleinen See zu bilden.

Gerade wollte ich den Stau mit einem Stock auflösen und das Laub entfernen, da sah ich einen kleinen, grünen Frosch auf dem Laub neben dem Stein im Schatten sitzen. Ein schönes Tier, dachte ich, und wollte es näher betrachten. Wohl zu nahe für den Frosch. Eine kurze Anspannung, ein Sprung und er war verschwunden. Der kräftige Stoß aber hatte seine Wirkung, das Laub bewegte sich. Erst langsam, dann schneller und schlussendlich war der Stau gelöst. Dem kleinen Bächlein stellte sich nichts mehr entgegen, es floss durch die sonnendurchflutete Landschaft weiter.

Einem Klienten, der immer wieder mit arthritischen Symptomen kämpfte, wurde mit Hilfe dieser Geschichte ein Weg gezeigt, wie sich Ablagerungen im Körper auch durch natürliche, systemeigene Ressourcen auflösen lassen.

Auf und Ab

Gewichtsreduktion, Leistungssport, Muskeldystrophie

Ihr Körper baut nicht einfach Muskeln auf oder ab. Er baut sie auf und ab und auf und ab, in Zyklen übers Jahr verteilt. Wenn Sie denken, Ihr Körper baut zu viele Muskeln ab, könnte es sein, dass er tatsächlich genauso viel oder wenig für den Muskelabbau tut wie früher und dass er nur beim Aufbau der Muskulatur behindert ist. Wenn er regelmäßig Muskeln auf- und abbaut, aber beim Aufbau weniger effektiv ist als beim Abbau, ergibt das eine Wirkung, die so aussieht, als ob er tatsächlich Muskeln abbaute. Es ist aber wahrscheinlich nicht so, dass er keine Muskeln mehr aufbauen würde, er macht das nur weniger intensiv, als er das wohl früher tat und als das der Körper manch anderer Menschen tut. Sagen Sie Ihrem Körper bitte einen schönen Gruß, dass er sicher bereits Muskeln aufbaut, aber, dass er diese Aufgabe in der Prioritätenliste seiner Tätigkeiten von jetzt höher bewerten soll als bisher, vielleicht sogar viel höher. Gerne darf sich Ihr Körper auch für die Umwandlung von Fett- in Muskelmasse interessieren. Sagen Sie Ihrem Körper auf jeden Fall bitte auch einen Gruß, dass er den bisherigen phasenweisen Abbau von Muskeln mit weitaus geringerer Priorität als bisher betreiben soll. Stattdessen kann er zum Beispiel mehr Fett abbauen, wenn er Bauelemente für andere Aufgaben zur Verfügung stellen möchte oder wenn er Energie braucht, um Wärme, Bewegung und biochemische Prozesse zu erzeugen. Außerdem kann Ihr Körper, anstatt Muskelmasse zu nutzen, wenn er Energie und Material für andere Prozesse braucht, einfach öfter Hunger und Appetit geben, sodass Sie mehr essen. Am besten sagt Ihr Körper Ihnen gleich dazu, worauf Sie bitte Appetit haben sollen …

Die Geschichte wurde für eine Frau mit Muskeldystrophie entwickelt. Die Frau erzählte in der Folgestunde von einem Trickfilm „Es war einmal das Leben“, den sie als Kind oft gesehen habe, und dass sie sich die gewünschten Prozesse in ihrer Muskulatur nun immer in einen imaginären Trickfilm dieser Art eingebettet vorstelle. Seitdem haben ihre Schmerzen beim Bewegen fast aufgehört und ihre Beweglichkeit zugenommen. Ob das an einer Erweiterung der Bewegungsmöglichkeiten durch hypnotische Anästhesie, an der Entwicklung ihrer Muskulatur oder ihrer Stimmungslage und Motivation gelegen hat, kann diskutiert werden. Vielleicht greifen ja alle diese Aspekte ineinander.

Der Bremsschlauch

Bandscheiben, Karpaltunnelsyndrom, Sehnenscheidenentzündung

Eine Freundin demonstrierte mir, wie sie ihren Daumen manchmal kaum bewegen könne. Er sei wie eingerostet. Ihr Hausarzt habe ihr erklärt, dass sei ein Karpaltunnelsyndrom. Die Sehnen bewegten sich in einer Hülle wie ein Fahrradbremszug. Darin steckten sie nun manchmal fest. Das sei altersbedingt und sie solle sich damit abfinden. Ich bat sie, sich vorzustellen, wie sie den Bremszug mit feinem Schmirgel abschleift bis er glänzt, ihn dann ein bisschen ölt und wie sie die Hülle dehnt und weitet bis sich der Bremszug ganz geschmeidig in ihr bewegt. Dann bat ich sie, den Daumen zu beugen und zu strecken. Er ließ sich mühelos bewegen. Einige Wochen später sprach ich die Freundin nochmals auf den Daumen an. Sie sagte, sie habe ihn noch ein paarmal geölt und dann sei das Problem verschwunden gewesen.

Ähnliche Geschichten können auch verwendet werden, um Schmerzen im Zusammenhang mit Bandscheibenproblemen oder anderen Verschleißerscheinungen an Gelenken zu beheben. Beispielsweise kann man sich vorstellen, ein Gel, wie es als Federung in Turnschuhsohlen verwendet wird, in die Gelenkkapsel einzufügen, um (gefühlt) das Reiben der Knochen aufeinander zu beenden.

Die Putzaktion

Angina Pectoris, Arthritis, Herzbeschwerden

„Im Alter wird auch nix besser", seufzte meine Freundin, „dauernd habe ich irgendwo ein Zwicken und Zwacken. Vor Kurzem erst einen Tennisarm, obwohl ich gar nicht Tennis spiele. Dann eine sogenannte Kalkschulter und manchmal tun mir die Fingergelenke weh. Ich wünschte, ich könnte da an meinen Knochen und Adern mal aufräumen."

„Ha, das ist doch eine Idee", antwortete ich, „es gibt doch diese Putzroboter, so kleine futuristisch aussehende Dinger, die ganz eigenständig über den Fußboden wuseln und Staub und Krümel wegsaugen. Stell dir vor, wir könnten so etwas für unseren Körper erfinden."

„Ja genau, das wäre doch spitze. Der könnte dann durch alle Adern gleiten, über Knochen und Gelenke schrubbern und überall Überflüssiges aufsaugen und abtragen. Außerdem", meine Freundin geriet richtig in Schwung und sprühte nur so vor Ideen, „außerdem hat er noch einen Topf mit Gelenkschmiere dabei, damit bepinselt er alle Stellen, damit die Verbindungen wieder reibungslos funktionieren, das Blut schneller fließt und ich beweglicher werde. Nach dem Motto: ‚Ich mache den Weg frei.'" Sie grinste mich an.

„Er könnte auch noch 'nen Hochdruckreiniger dabeihaben", ich überlegte, „einmal alles so richtig durchspülen, das kann bestimmt nicht schaden. Für mein Parkett zu Hause tue ich immer Pflegeöl rein …"

Geschichten sind ja nichts anderes, als in Worte gefasste Bilder. Unser Gehirn arbeitet bildhaft und wir sind in der Lage, unsere Wirklichkeit so selbst zu gestalten. Die Assoziation von auf- und wegräumen, wegspülen und abtransportieren lässt sich unbewusst auf körpereigene Prozesse projizieren und so Heilung unterstützen. Als meine Freundin sich damals auf den Weg nach Hause machte, sagte sie: „Ich fühle mich echt besser als vorhin. Als hätten wir wirklich einen Roboter durch mich hindurch geschickt."

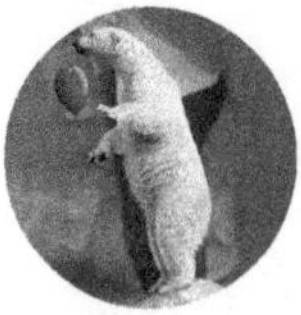

4 Haut und Haare

Hautprobleme wie Warzen, Herpes oder Schuppenflechte werden in der Hypnotherapie immer wieder erfolgreich auf suggestivem Weg bearbeitet. Zwar können die Viren, die solche Erkrankungen hervorbringen, nicht mit Geschichten (und auch nicht mit klassischen medizinischen Methoden) aus dem Körper entfernt werden, doch kann das Immunsystem in der Weise gestärkt werden, dass die Erkrankungen nicht mehr virulent werden.

Die Auswirkungen von Allergien bemerken wir überwiegend auf der Haut und den Schleimhäuten. Das Arbeiten mit suggestiven Verfahren hat sich hier ausgezeichnet bewährt, weshalb Allergien zunehmend einen Platz im Repertoire heilkundlich arbeitender Hypnotherapeuten bekommen haben. Da es auch gelingen kann, die Symptome autosuggestiv zu reduzieren oder aufzuheben, haben wir einige Geschichten zu diesem Themenbereich mit übernommen. Allergien, bei denen es möglicherweise zu starken Reaktionen kommen kann (Asthmaanfall, allergischer Schock), sind nur in enger Zusammenarbeit mit einem Arzt zu bearbeiten. Adressen von entsprechend ausgebildeten ärztlichen Hypnotherapeuten können auf www.meg-hypnose.de gefunden werden.

Neurodermitis, Ekzeme und kreisrunder Haarausfall sind ebenfalls Felder, bei denen sich suggestive Geschichten immer wieder als wirksam erwiesen haben. Auch hierzu haben wir einige Geschichten in das Repertoire aufgenommen.

Öffne das Tor

Akne, Ekzem, Hautverletzung, Insektenstich, Neurodermitis, Schuppenflechte (Psoriasis)

Hinter einer hohen Mauer lebte in ihrem Häuschen einst eine alte Frau. Sie liebte die Einsamkeit, las in ihren großen Büchern voll Weisheit und wollte um keinen Preis der Welt gestört werden. Dass die Leute außerhalb der Mauer sagten, sie sei eine Hexe, störte sie nicht. Vor dem Haus befand sich ein wohlgeordneter Garten mit Blumen und einem Apfelbaum, welcher mit seinen Zweigen die Mauer überragte. Im Herbst sah man die Äpfel von weitem rot und kräftig leuchten. Auch einem Jungen aus der Nachbarschaft gefielen sie. „Wenn ich doch nur einen holen könnte, so rot und saftig sind die Äpfel auf der ganzen Welt nirgends“, dachte er. Über die Mauer steigen konnte er nicht, aber sie war alt, und an einer Stelle recht brüchig und dünn. Der Junge besorgte sich eine Eisenstange und begann die alte Mauer zu bearbeiten. Stein um Stein löste er hinaus und endlich war das Loch groß genug, dass er durchschlüpfen konnte.

Die Alte aber merkte bald, dass Äpfel gestohlen wurden und entdeckte das Loch in der Mauer. Sie sann nur noch darauf, den Dieb der roten, saftigen Äpfel zu fangen. Sie begann die Mauer zu flicken, sie stopfte Zweige und Dornen in das Loch, doch die Äpfel verschwanden weiter. „So geht das nicht“, dachte sie und suchte nach einer Lösung. „Wenn ich den Dieb nicht mit gewöhnlichen Mitteln ertappe, dann mit ungewöhnlichen“, sagte sie und schrieb auf eine große Tafel: „Äpfel zu verschenken“, öffnete das Tor in der Mauer und wartete. Der Junge kam nicht, denn diese Äpfel schmeckten anders. Das Tor blieb offen, die Mauer konnte repariert werden und blieb von da an ganz.

Hautverletzungen und Hauterkrankungen verschlimmern sich oftmals, wenn man ihnen zu viele Beachtung schenkt oder sich kratzt. Die Einladung „Öffne das Tor“ zeigt, dass durch Nichtbeachtung mehr erreicht werden kann als durch akribisches Verhindern oder Bekämpfen. Durch einen gelassenen Umgang mit dem Symptom kann die Dynamik der Krankheitsentstehung oftmals umgekehrt werden. Das gilt auch für viele andere stressinduzierte Erkrankungen, etwa für Tinnitus, Asthma oder auch manche Magenbeschwerden.

Bleib bei Dir

Ekzem, Neurodermitis, Pilzbefall, Schuppenflechte

„Ich fühl mich nicht wohl in meiner Haut. Sie juckt und schuppt sich. Was soll ich tun?"

„Du weißt, ich habe doch mal eine große, weite Reise mit meinem Esel zu Fuß unternommen. Wir waren immer unterwegs, ständig unter freiem Himmel, bei Hitze und Kälte. Ich versuchte mich so gut als möglich zu schützen. Stechfliegen, Mücken, Bremsen und Insekten kamen und wollten sich an mir laben. Schutz kann hinderlich sein und ohne Schutz leidet die Haut. Ich habe versucht, für alle möglichen Situationen gewappnet zu sein.

Das stresste mich ungemein, meine Haut und meine Stimmung litten darunter. Obwohl ich abends müde war, schlief ich nicht gut. Ich war so mit meiner Umgebung beschäftigt, dem Rascheln, Summen und Brummen, dass ich mich selbst vergaß. Zum Glück fand ich in einem Geschäft ein paar Ohrstöpsel, der Effekt hat mich verblüfft. Ich fühlte mich seit langer Zeit wieder richtig in mir, ich war abgegrenzt, ich konnte nachdenken. Abends schlief ich schneller ein, mir ging es gut, meiner Haut ging es besser und sie wurde selber mit ihren Problemen fertig.

Kann ich mich abgrenzen, kann sich auch meine Haut abgrenzen. Kann sich meine Haut abgrenzen, kann auch ich mich abgrenzen. Die Ohrstöpsel werden in dieser Geschichte zum Symbol für die Fähigkeit, sich von unserer Umgebung zu unterscheiden und unsere eigenen Interessen zu stärken. Indem wir unsere eigenen Bedürfnisse zunächst gut erkennen und berücksichtigen, können wir auch mit unserer Umwelt auf eine hilfreiche neue Weise in Kontakt treten.

Wasserwege

Ekzem, Neurodermitis, rissige Lippen, Schuppenflechte, trockene Haut

„Meine Lippen bringen mich um", sagte sie zu ihrer Freundin, „seit Wochen sind sie rissig und tun weh. Dabei trinke ich wirklich genug. Keine Ahnung, was ich da noch tun kann."

„In meinem Garten stehen große Bäume, die gieße ich nie", gab die Freundin zur Antwort. „Auch die Büsche und Sträucher nur während extrem langanhaltenden Trockenperioden, lediglich das Gemüsebeet wässere ich regelmäßig. Am Anfang dachte ich noch, dass ich alles gießen müsste. Mir hat dann ein Nachbar erklärt, dass die Pflanzen, wenn man sie einfach in Ruhe lässt, ihre Wurzeln genau nach Bedarf so in die Erde wachsen lassen, dass sie immer – auch in normalen Trockenzeiten – genügend Wasser und Nährstoffe bekommen. Das tun sie nur dann nicht, wenn sie immer wieder von oben gegossen werden. Offensichtlich haben meine Büsche und Bäume über die Jahre ein gut funktionierendes eigenes Bewässerungssystem ausgebildet und die nötige Feuchtigkeit wird durch winzig kleine Wurzelkanäle genau dahin transportiert, wo sie gerade am meisten gebraucht wird. So werden im Frühjahr besonders die jungen Triebe und Blätter versorgt, später dann die Blüten und im Sommer die Früchte. Immer dann, wenn durch Regen genügend Wasser vorhanden ist, nutzen sie die Gelegenheit, die feinen Adern und Kanäle einmal so richtig durchzuspülen, sodass alle benötigten Stoffe bis in die letzten Winkel transportiert werden können. Ich stelle mir vor, dass unser Körper ganz genauso funktioniert und wie die Pflanzen in der Lage ist, sich selbstständig gut zu versorgen."

Es kommt vor, dass die Beschwerden von trockener Haut durch übermäßige oder falsche Pflege verschlimmert werden. Unsere Haut als unser größtes Organ ist sehr gut in der Lage, sich selbst zu schützen, wenn wir den natürlichen Prozess nicht zu sehr stören. Diese Geschichte lädt dazu ein, darüber nachzudenken und mehr Vertrauen in die eigenen Selbstheilungskräfte zu entwickeln.

Was ich bestreiche

Warze, Lipom, Tumor

„Ist das etwas Gefährliches?", fragte ich einen befreundeten Arzt und zeigte ihm eine runde Erhebung auf meiner Haut, die sich dort allerdings schon seit einigen Jahren befand. „Das ist ein Lipom", sagte er. „Das macht normalerweise nichts. Nur wenn es sich verändert, sollten wir es herausschneiden, vorsichtshalber."

Ich beobachtete das Lipom genau und nach drei Wochen war es gewachsen. Also ging ich wieder zum Arzt. Der wunderte sich, dass das Lipom unter meiner Beobachtung so schnell gewachsen war, und schnitt es heraus. Ich erzählte die Geschichte ab und zu Klienten, um ihnen zu verdeutlichen, dass manche Dinge größer werden, wenn man ihnen Aufmerksamkeit schenkt. Zwei Jahre nach der Entfernung des Lipoms gebrauchte ich diese Geschichte innerhalb einer Woche dreimal. Kurz darauf war auch das Lipom wieder da, an der Operationsnarbe des entfernten vorigen Lipoms, an genau derselben Stelle. Ich rief den Arzt an, um mir auch dieses Lipom entfernen zu lassen, und eine freundliche Stimme teilte mir mit, er sei in Urlaub und die Praxis daher geschlossen. „Was man herbeirufen kann, kann man auch wegschicken", dachte ich und beschloss, ein Experiment zu machen.

In meiner Kindheit gingen die Leute auf dem Land zur Braucherin, um ihre Warzen loszuwerden. So nannte man bestimmte Frauen, die noch gewisse Brauchtümer aus uralten Zeiten kannten.

Einer dieser Gebräuche war mir zu Ohren gekommen, und den wollte ich am Lipom erproben. Ich leckte meinen Zeigefinger, ließ den feuchten Finger auf dem Gebilde kreisen und sagte: „Was ich bestreiche, weiche." Das Ritual und den Spruch wiederholte ich mit dem Mittelfinger und Ringfinger. So hielt ich es jeden Morgen und jeden Abend. Drei Tage später war das Lipom verschwunden.

Das Ritual hat sich bei Warzen regelmäßig als wirksam erwiesen, sei es als Selbsttherapie oder um anderen Menschen mit Warzen zu helfen. Die Therapiedauer lag zwischen drei und sieben (manchmal auch bei etwa vierzehn) Tagen.

Ameisen helfen

Blasen, Gürtelrose, Schmerzen (Gliederschmerzen), Verbrennungen

„Der muss gefällt werden", meinte der Mann zu seiner Frau und zeigte auf den alten Apfelbaum im Garten seines Elternhauses. Er wohnte in der Stadt und kam nur im Herbst vorbei, um aufzuräumen. Kinder hatten unter dem alten Baum ein großes Feuer entfacht und eine Seite des Baumes versengt. Die Blätter fielen früh, ein Ast wurde dunkel und verdorrte. „Nein, lass ihn. Der kommt wieder", meinte seine Frau und verteilte die Asche der Feuerstelle unter dem Baum. Im Frühjahr wollte der Ast aber keine Blätter treiben. Der Mai brachte keine Blüten, Ameisen bewohnten stattdessen den Apfelbaum. Hunderte von ihnen liefen den Stamm auf und ab, und tausende waren in dem Baum, klemmten faules Holz aus dem Stamm und trugen es in ihr Nest. Sie fraßen Gänge ins morsche Holz. Es kribbelte und krabbelte, riesige Heere bissen mit ihren starken Maulzangen kleine Holzstücke aus dem Baum.

Der Ast wurde schwarz, der Baum dunkel. Im Herbst gab es keine Äpfel, der Ast blieb schwarz. „Das wird nichts, die Ameisen machen ihn vollends krank!" „Lass nur, wenn er im nächsten Jahr noch immer kränkelt, soll er fallen." Die Ameisen blieben. Im Frühjahr zogen sie in schmalen, unendlich langen Kolonnen auf und ab. Als im nächsten Herbst der Mann mit seiner Frau kam, um den Baum zu fällen, staunte er. Am Baum hingen Äpfel, der versengte Ast hatte wieder Blätter getrieben und die Ameisen waren verschwunden. „Siehst du, der erholt sich wieder. Die Ameisen fraßen das versengte, morsche Holz. Drumherum konnte es wieder gedeihen. Säfte flossen auf anderen Wegen von den Wurzeln bis in die Astspitzen, die Äpfel konnten reifen. Und wo das Feuer war, da blühen die herrlichsten Wiesenblumen, die Asche war ein guter Dünger!"

Die Metapher vom Apfelbaum fördert die regenerativen Fähigkeiten des Körpers. Bei einem Klienten mit Gürtelrose trug die Geschichte dazu bei, dass die schmerzhaften Empfindungen bereits im Anfangsstadium gelindert werden konnten und sich so ein guter Heilungsverlauf einstellte.

Kreisrundes Haarwachstum

Haarausfall (kreisrund)

„Wissen Sie, was ich gegen meinen kreisrunden Haarausfall tun kann?", fragte mich eine Klientin.

„Wenn Sie es recht bedenken, wissen Sie zwar, dass Sie da eine haarfreie Stelle haben, ob aber die Haare dort immer noch kreisrund ausfallen oder ob sie schon damit aufgehört haben und womöglich schon begonnen haben, von außen nach innen kreisrund nachzuwachsen, können Sie nicht genau wissen. Denn wenn das Haar von innen nach außen ausfallen kann, kann es auch von außen nach innen nachwachsen. Gehen Sie also bitte davon aus, dass Sie kreisrundes Haarwachstum haben. Beobachten Sie bitte, in welcher Geschwindigkeit das bei Ihnen geht und teilen Sie es mir in der nächsten Stunde mit."

„Das mache ich", sagte die Frau und einige Zeit später berichtete sie, dass die kahle Stelle an ihrem Kopf gänzlich verschwunden sei.

Die Umkehrung der Aufmerksamkeitsfokussierung vom Symptomerleben zur Erwartung von Gesundheit kann manchmal den entscheidenden Anstoß zur Heilung geben. So verständlich und gewissermaßen normal die Fokussierung aufs Symptom sein mag – sie kann ein Symptom stabilisieren und verstärken. Um uns auf Heilung und Gesundheit zu konzentrieren, kann man sich und den anderen auch mitteilen, es handle sich um reduzierte Haarfülle, das Haar überlege sich gerade, zurückzukehren, es habe schon wieder zu Wachsen begonnen, aber erst gerade eben, das Haarwachstum habe für einen Augenblick pausiert, das Haar mache Urlaub, das Gelände sei vorübergehend für Läuse gesperrt worden, man habe jetzt aber bemerkt, dass gar kein Bedarf für die Sperrung bestehe, und anderes mehr.

Als die Allergie begann

Allergie, Asthma, Heuschnupfen, Lebensmittelunverträglichkeit, Nesselsucht

Seit wann haben Sie diese Allergie? Was war damals noch los in Ihrem Leben?

Wenn Menschen etwas sehr Belastendes erleben, kann es vorkommen, dass sie fortan dieses Haus oder diese Straße, wo ihnen das Schlimme passiert ist, fürchten, oder Menschen, die so ähnlich aussehen wie die, die ihnen Gewalt angetan haben. Manchmal sind es seltsame Dinge: Vögel, Hunde oder Spinnen, wenn diese damals eine Rolle gespielt haben, oder Brücken, wenn eine Krise zufällig auf einer solchen stattgefunden hat. Wenn das, was uns bedroht, zu überwältigend und zu unüberschaubar ist, als dass wir dagegen etwas tun können, sucht sich der Organismus etwas anderes aus, wogegen er kämpfen kann, etwas, was er genau zu dieser Zeit entdeckt, was allerdings höchstwahrscheinlich, wenn man es für sich betrachtet, ganz harmlos ist.

Wenn zu dieser Zeit gerade Pollen herumfliegen, kann es sein, dass sich der Körper Pollen aussucht, und zwar genau die Pollen aus der Zeit, als die Belastung besonders groß war. Die bekämpft er dann. Und wie ein anderer Panik entwickelt, wenn er einen Hubschrauber hört oder einen Hund sieht oder über eine Brücke fährt, so bekommt der Körper dieses Menschen Panik, wenn er die Pollen wahrnimmt, die damals geflogen sind, als das Schlimme passierte. Besonders gut funktioniert das, wenn man vergessen hat, was das für eine Belastung war, damals in dem ersten Jahr Ihres Heuschnupfens, um genau diese Jahreszeit. Sie können Ihrem Körper ausrichten, das war wirklich schlimm. Wenn Sie sich vorstellen, Sie könnten Ihre Allergiesymptome in eine Emotion verwandeln, was, denken Sie, wäre das? Was käme da? Traurigkeit oder Wut oder Ekel oder etwas ganz anderes?

Wenn wir uns die Entstehungsdynamik von Symptomen bewusst machen, die nach einer chronischen oder akuten psychischen Belastung entstanden sind, werden tatsächliche und vermeintliche Gefahrenquellen für den Körper wieder unterscheidbar. So können die fehlgeleiteten Abwehrmechanismen des Körpers desensibilisiert werden.

Der Leibwächter

Allergie, Asthma, Heuschnupfen, Lebensmittelunverträglichkeit, Nesselsucht

Stell dir vor, du hättest einen in dir, der diese allergischen Symptome produziert, und während du hier sitzt, würde der unsichtbar aus dir heraus aufstehen und sich neben dich stellen. Stell dir vor, das ist ein Leibwächter, der sagt: Ich passe auf, dass das von damals nie wieder passiert, und jedes Mal, wenn mich etwas daran erinnert, schlage ich Alarm.

Diesem Leibwächter möchte ich gerne sagen: Du machst deine Sache sehr gewissenhaft, und ich möchte dich gerne in deiner Arbeit unterstützen. Ich möchte dich darum bitten, dass du immer dann Alarm gibst, wenn die Situation genauso ist wie damals, als du das erste Mal aufgetreten bist, wenn also dieselben Menschen an denselben Orten wieder dieselben Dinge tun. Wenn es aber andere Menschen oder andere Handlungen oder andere Orte sind, dann brauchst du keinen Alarm auszulösen. Damit sparst du eine Menge Energie für den Fall, dass wieder dasselbe passieren würde wie damals, als du das erste Mal zu Hilfe kamst. Ist es für dich in Ordnung in allen Situationen, die der von damals nur ähneln und ihr doch nicht gleich sind, keinen Alarm zu schlagen, um desto mehr Energie zu haben für dein Kerngeschäft, also dafür zu sorgen, dass dasselbe von damals nicht mehr wieder passiert?

Die in der vorigen Geschichte dargestellte Dynamik wird hier im Bild eines Leibwächters veranschaulicht, der trotz bester Absichten aufgrund eines Missverständnisses seine Arbeit in einer Weise tut, die ihn erschöpft und seinem Schützling und dessen Umwelt schadet. Die Lösung, den Leibwächter nachzuschulen, wird vom Unbewussten auf das Immunsystem übertragen. Oft ist auf diese Weise eine bemerkenswerte Reduzierung oder auch Auflösung der Symptomatik zu erreichen.

Ausgestrichen

Insektenstich, Jucken

„Was hast du da für Kreuze auf der Haut?“, fragte ich meine vierzehnjährige Nichte.

„Das sind Mückenstiche. Wenn sie mich stören, nehme ich

einen Kugelschreiber, mache einen Kreis darum und streiche sie aus. Danach jucken sie nicht mehr."

Die Methode ist erstaunlich effektiv, um juckende Insektenstiche zu betäuben. Vermutlich kann sie das Jucken auch in vielen anderen Fällen reduzieren (wir vermuten u. a. Neurodermitis, Allergien, Windpocken, Ekzeme). Wo am Körper man Kuli-Kreuze tolerieren möchte, und in welcher Zahl und Größe, bleibt jedem selbst überlassen …

Die Wächter auf der Mauer

Allergie, Asthma, Ekzem, Heuschnupfen, Lebensmittelunverträglichkeit, Nesselsucht, Neurodermitis

Du weißt, dass dein Körper ein Immunsystem hat, so eine Abwehr gegen Feinde wie Bakterien oder Viren. Ich stelle mir das vor wie die Wächter auf der Burgmauer, die aufpassen, dass keine Feinde in die Burg kommen und Angreifer notfalls auch abschießen. Auf einer Burg ist es einmal passiert, dass die Wächter einen Feind übersehen haben, und der hat dann in der Burg großes Unheil angerichtet. „Das passiert uns nicht mehr", haben sich die Wächter gedacht und dann auf alles Mögliche geschossen: auf Handelsleute, Bauern, Spielleute, auf Kinder, Greise, junge Frauen … Da hat der Burgherr die Wächter zu sich gerufen und gesagt: „Ich sehe, dass ihr euch sehr für die Sicherheit der Burg einsetzt. Allerdings verbraucht ihr eine Menge Energie, und wir haben das Problem, dass sich keiner mehr in die Burg traut, auch die Leute nicht, die wir gerne hier haben möchten. Von jetzt ab schießt bitte nur noch auf Leute, die Panzer tragen und Waffen auf die Burg richten, in der ersichtlichen Absicht, diese anzugreifen." Die Wächter versprachen es. Von da an hatten sie viel weniger Arbeit. Tatsächlich brauchten sie nur noch einen einzigen Wächter, der vom höchsten Turm der Burg Ausschau hielt und in ein Horn blies, um die anderen herbeizurufen, wenn tatsächlich einmal Feinde in Sicht waren. Und als sich herumsprach, dass die Wächter nur noch auf echte Feinde schießen, kamen nach und nach auch wieder Bauern und Handelsleute und das Leben auf der Burg gedieh.

Die Metapher von den Wächtern auf der Mauer ähnelt der vom Leibwächter und kann ergänzend zu dieser eingesetzt werden. Außer für die Arbeit mit Allergien, Neurodermitis und anderen Störungen mit Symptomen an Haut und Schleimhäuten eignet sie sich gut zur Reduzierung von Phobien und anderen traumatisch induzierten Ängsten.

Insektenstiche

Allergie, Brandblasen, Insektenstiche, Sonnenbrand

Hans fragt Kathi, seine Arbeitskollegin: „Sag mal, kennst du das auch? Immer wieder werde ich von anderen Kollegen und Kolleginnen angefeindet. Dabei habe ich doch gar nichts gegen sie."

„Stimmt, das kenne ich auch", erwidert sie, „häufig ist es so, dass sie miteinander tuscheln und wenn ich dann in ihre Nähe komme, blicken sie mich abschätzig an und hören auf zu reden."

Ihr Kollege glaubt, dass er das in dieser Abteilung ganz speziell erlebt. Es sei etwas Abfälliges, Verächtliches in der Art wie sie mit ihm reden.

„Ja genau", ergänzt sie, und dies wirke auf sie wie Insektenstiche. Erstens könne sie sich ihrer nicht erwehren, da es zu viele seien und zweitens schmerze sie dieses Verhalten noch eine gute Weile danach. Und kaum habe sie sich beruhigt, kämen schon wieder die nächsten Sticheleien und Bemerkungen, wie von bissigen Hunden.

Plötzlich hält sie kurz inne. „Aber sag mal, hast du schon mal Susanne beobachtet? Ich habe das Gefühl, dass es ihr mit den anderen sehr ähnlich geht. Doch ihr scheinen die Stiche und die

Bissigkeit nichts anzhaben zu können. Sie hat meist ein Lächeln im Gesicht, ein freundliches Wort da, ein anderes dort; auch wenn sie vermutlich genau weiß, dass wieder über sie getratscht wird, wenn sie ihnen den Rücken zudreht. Wie macht sie das nur?"

„Fragen wir sie doch mal", schlägt Hans vor, und sie besuchen die Kollegin in ihrem Büro.

Susanne lächelt geheimnisvoll. „In einem Urlaub beobachtete ich, wie Mücken in einem Schwarm um ein paar träge herumliegende Hunde herumsurrten, sich ihnen auf die Schnauzen setzten und sie piesackten. Solange sie sich nicht in die Nähe ihrer Augen wagten, ließen die Hunde sie stoisch gewähren, ansonsten schnappten sie nur kurz nach ihnen und dösten weiter. Nun aber lagen die Hunde genau auf jenem kleinen Weg, den ich entlang zu gehen gedachte. Da ich jedoch nicht umkehren wollte, tat ich so, als würden sie mich gar nicht interessieren und ging gelassen zwischen den Hunden hindurch. Diesen schien es in der Hitze einerlei zu sein; doch ein Teil der Mücken stürzte sich auf mich, als sähen sie in mir eine leckere Beute. Ich ging jedoch zügig weiter und sie verloren das Interesse an mir und flogen zu den Hunden zurück. Wenn es mir heute in unserer Abteilung zu arg wird, erinnere ich mich an diese Begebenheit. Denn ich weiß, für diese Kolleginnen und Kollegen bin ich nur scheinbar eine leckere Beute. Kaum entferne ich mich von ihnen, bleiben sie wieder in ihrem eigenen Duft zurück und stechen und schnappen nach einander."

Die innere Haltung – positiv: z. B. zuversichtlich, bejahend, achtsam, wertschätzend, selbstfürsorglich, selbstbewusst etc. oder negativ: ängstlich, verneinend, unsorgfältig, entwertend, sorglos, zweifelnd etc. – kann den Verlauf eines Leidens wesentlich mitbestimmen.

Das Jucken

Ekzem, Haarausfall (kreisrund), Konversionsstörung, Neurodermitis, Psychosomatik, Schuppenflechte (Psoriasis)

Eine Seminarteilnehmerin wollte wissen: „Mein Sohn hat ein Ekzem. Er kratzt sich immerzu am Arm. Kann man da mit Suggestion etwas machen?"
„Seit wann hat er das denn?"
„Seit anderthalb Jahren."
„Was war denn damals noch?"
„Naja, kurz davor hat sich sein Vater suizidiert."
„Frag deinen Sohn: Wenn du dir vorstellst, dass das Jucken eine Emotion wäre, welche wäre es? Dann rede noch ein paar Sätze mit ihm über dieses Gefühl."
Am nächsten Tag erzählte die Frau: „Mein Sohn sagt, es wäre Traurigkeit."
„Sag deinem Sohn, er soll der Traurigkeit einen schönen Gruß sagen, sie darf eine Weile dableiben, und das Ekzem wird nicht mehr gebraucht."
Am nächsten Tag sagte die Teilnehmerin: „Ich habe meinen Sohn gestern gebeten, seinem Jucken das mit der Traurigkeit auszurichten. Heute früh habe ich ihn gefragt, was aus dem Jucken geworden ist. Er hat gesagt: ‚Das Jucken ist weg, aber das hat nichts mit deinem Quatsch zu tun.'"

Die Anekdote zeigt beispielhaft, wie manche Körpersymptome aufgelöst werden können, indem man sie in die Emotionen (und Erinnerungen) zurück transformiert, aus denen heraus sie entstanden sind.

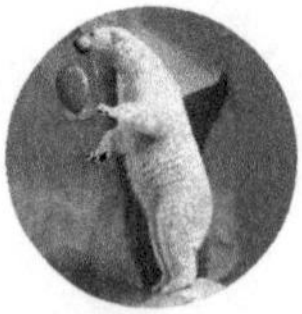

5 Sehen, Hören, Riechen, Schmecken, Gleichgewicht

Eine Anzahl von Sehstörungen scheint auf suggestive Vorgehensweisen wenig anzusprechen. Oder haben wir nur nicht die richtige Herangehensweise gefunden? Wenig Erfolg hatten wir bisher bei Bemühungen, begleitend zu medizinischen Behandlungen etwas für Menschen zu tun, die unter Kurz- oder Weitsichtigkeit, Astigmatismus oder grauem Star litten. Guten Erfolg hatten wir bei der Unterstützung der Behandlung von Netzhautablösungen oder auch bei psychogenen Sehstörungen.

Bei der Unterstützung der Behandlung von Tinnitus waren die Erfolge recht unterschiedlich. In manchen Fällen ließ sich „nur" die seelische Belastung durch die Ohrgeräusche reduzieren oder auflösen – wobei viele Patienten damit bereits vollauf zufrieden waren. In anderen Fällen ließ sich die Lautstärke des Tinnitus reduzieren oder ganz auflösen. Das gilt auch für Menschen, die unter den Ohrgeräuschen bereits jahrelang gelitten haben. Tinnitus ist ein komplexes Phänomen, bei dem eine angeborene Disposition, psychische Belastungen (etwa Traumata) zum Entstehungszeitpunkt und körperliche Erkrankungen zusammenspielen. Ein merklicher oder unbemerkter Verlust von Teilen des Gehörs spielt regelmäßig, eine Verspannung des Muskelapparats häufig eine Rolle.

Der Verlust der Fähigkeit des Schmeckens und Riechens oder Verzerrungen des Geschmacks- und Geruchserlebens können unterschiedliche Ursachen haben. Dahinter kann etwa ein Substanzmissbrauch, eine neurologische Erkrankung oder Verletzung oder ein psychisches Trauma stehen.

Eine ärztliche Abklärung der Symptome ist, wie auch in anderen Fällen, anzuraten. Sieht man die Ursachen in einem belastenden Erlebnis, kann ein Hypnotherapeut mit Erfahrung in der Traumabehandlung weiterhelfen. Für eine Selbstbehandlung auf symptomatischer Ebene könnte es im letzten Fall auch schon ausreichen, eine Unterscheidung einzuführen und eine Instanz des Körpers zu bitten: „Lieber Leibwächter des Geruchs! Bitte halte den Geruchssinn weiter ausgeschaltet für genau denjenigen Geruch, der da war, als du begonnen hast, nicht mehr zu riechen. Alle anderen Gerüche nimm jetzt bitte wieder ins Programm, so dass du dich noch besser einsetzen kannst für dein Kerngeschäft, genau das von damals nie mehr zu riechen!"

Den Vorhang öffnen

Geruchssinn (eingeschränkt), Konversionsstörung, Psychosomatik, Sehschwäche

Manchmal sehe ich für Minuten oder Stunden unscharf und dann sehe ich wieder scharf. Dann sage ich meiner Innenwelt einen Gruß, sie darf sich auf eine andere Art vor Überlastung schützen und dabei alle Gefühle so regulieren, wie es gut für sie ist. Danach stelle mir vor, wie ich eine Gardine zur Seite schiebe oder eine Jalousie nach oben ziehe. Danach ist alles wieder scharf.

„Den Vorhang öffnen" ist eine Beispielgeschichte für Menschen, die in Zeiten einer psychischen Krise an Körpersymptomen leiden, zum Beispiel an Störungen ihrer Wahrnehmung oder Bewegungsfähigkeiten.

Die Tapete festdrücken

Hornhautablösung

Ich weiß nicht, warum ich jetzt an meinen Wintergarten denke. An sich ist das der schönste, hellste Raum im Haus. Aber seit einiger Zeit ist mir aufgefallen, dass es da etwas zu renovieren gibt. Eigentlich ist es eine Kleinigkeit, es muss nur eben gemacht werden. Und zwar hat sich in der Nähe der Fenster eine Tapetenbahn gelöst, sodass eine Ecke schlapp herunterhängt. Deswegen muss man nicht gleich den Raum neu tapezieren. Man nimmt einen leeren Joghurtbecher und einen breiten Pinsel, rührt Kleister an und streicht die Ecke fest. Stellen Sie sich vor, wie das geht: Einmal, zweimal, dreimal, festdrücken und fertig. Eigentlich geht es schnell, und hinterher fragt man sich, warum man es nicht schon viel früher gemacht hat. Ich stelle mir vor, Ihrem Körper geht es genauso. Er weiß, wie es geht, er hat es nur irgendwie noch nicht getan. Sagen Sie ihm einen schönen Gruß: Er kann das. Auf, frisch ans Werk!

Risse und Läsionen der Hornhaut sind erstaunlich gut suggestiv beeinflussbar. Die Metapher vom Andrücken der abgelösten Tapete ist geeignet, den Körper anzuregen, die notwendige Reparatur zügig durchzuführen.

Die Klappe dichten

Hörsturz, Schwerhörigkeit, Tinnitus

Ich weiß nicht, ob Sie wissen, wie eine Kirchenorgel funktioniert. In so einer Orgel gibt es eine Windmaschine, die einen Luftzug produziert, der durch Rohre zu den Pfeifen geleitet wird. Normalerweise müssten deshalb alle Töne gleichzeitig erklingen, wenn da nicht eine Klappe mit einer Dichtung vor jeder Pfeife wäre, die den Wind stoppt. Wenn man eine Taste drückt, wird die Klappe geöffnet und der gewünschte Ton erklingt. Wenn eine Kirche nicht gut temperiert ist und sich das Instrument verzieht, kann es passieren, dass eine Klappe undicht wird. Dann ertönt beim Spielen ein Dauerpfeifton, der irritierend wirkt und den Musikgenuss stört. In diesem Fall holt man einen Orgelbauer, der sich darum kümmert, dass die betreffende Klappe wieder einwandfrei dicht ist und kein Ton mehr herauskommt.

Im Gehirn ist es so ähnlich. Im Hörkortex sind die Orte, wo die Töne registriert werden, entlang einer Linie nach Tonhöhen sortiert nebeneinander aufgereiht, und auch da ist es so, dass normalerweise immerzu ein Heidenlärm auf allen Tönen wäre, wenn das Gehirn nicht ständig Signale senden würde, die die Töne unterdrücken. Manchmal kommt es vor, dass das Gehirn diese Tonunterdrückung, also sozusagen die Produktion von Stille, auf einer Frequenz nicht so gut hinkriegt, und dann gibt es da einen Ton. Üblicherweise liegt das daran, dass direkt neben dieser Stelle mit dem unpassenden Ton eine Pfeife sozusagen verstopft ist und extra viel Wind braucht. Das Gehirn gibt dann versehentlich nicht nur extra viel Wind auf die verstopfte Pfeife, sondern auch noch auf die Pfeife daneben, die gar nicht verstopft ist.

Sagen Sie Ihrem Gehirn, es soll die Pfeifen gut unterscheiden und sich um beide gut kümmern, um die, die verstopft ist, damit sie gereinigt und geputzt wird, und um die, die bisher zu viel Wind bekam und bei der die Klappe vielleicht deshalb nicht so ganz funktioniert hat.

Die Erkenntnisse der Neurowissenschaft über die Funktionsweise des Gehörs und die Entstehung von Tinnitus werden hier in eine Metapher aus dem Instrumentenbau gekleidet. Das Gehirn wird gewissermaßen angewiesen, die Funktionsstörung des Gehörs in einer entsprechenden Weise zu beheben, wie ein Orgelbauer einen Heuler behebt.

Mein Held im Ohr

Ohrenschmerzen, Tinnitus

Manchmal, wenn ich ganz still bin, vernehme ich ein deutliches Summen oder Klingen in meinem Ohr. Am Anfang war ich ziemlich erschrocken und dachte: „Oh nein, jetzt hast du auch so einen Tinnitus, den willst du nicht, geh weg, du Geräusch." Das hat es nicht zum Verschwinden gebracht, aber nach einer Weile war es dann eben doch nicht mehr zu hören. Irgendwann fiel mir auf, dass immer dann, wenn ich gerade eine unruhige Zeit erlebte, der Tinnitus häufiger auftrat. Und ich begann ihn als Freund zu betrachten, der mich leise aber eindringlich darauf aufmerksam machte, dass ich nicht genug auf mich geachtet hatte. Seitdem begrüße ich ihn mit den Worten: „Hallo mein Held, vielen Dank für die Unterstützung." Und je nachdem, in welcher Situation ich gerade stecke, nehme ich mir gleich ein paar Minuten für mich oder verspreche ihm, dass ich das sobald als möglich tun werde. Inzwischen sind wir ein gut eingespieltes Team, mein Held im Ohr und ich.

Die Kommunikation mit meinem Tinnitus hilft mir in zweierlei Hinsicht. Zum einen fühlt sich der Teil in mir, der ihn sozusagen als Warnung auf den Weg schickt, gesehen und wertgeschätzt und zum anderen hat es den direkten Effekt, mir zu einer Ruhepause zu verhelfen. Während es anfangs noch einer gewissen Zeit der Ruhe bedurfte, bevor das Geräusch im Ohr verschwand, genügt jetzt meist ein kurzes „Hallo, danke dass du dich meldest, ich weiß Bescheid", damit er wieder Ruhe gibt.

Das gestürzte Gehör

Hörsturz

Notfallmäßig zur HNO-Ärztin. Nasen-, Ohren-, Rachen-Untersuchungen und einen (Nicht-) Hörtest. Dann Frau Doktors Befund: „Sie haben ...!"

„Wie bitte, was haben Sie gesagt?" Geduldig lächelt sie und vermutlich wiederholt sie nun, nachdem ich mein gesundes Ohr in ihre Richtung gewandt habe, das eben Gesagte noch einmal: „Sie haben auf dem rechten Ohr einen Hörsturz."

„Wie kann das sein?", frage ich sie erstaunt, als ihre Botschaft zu mir durchgedrungen ist.

„Ich empfinde das Hören als eine derart wichtige Fähigkeit, dass es mir bestimmt hätte auffallen müssen, wenn mein Hören rausgestürzt wäre." Ihr Lächeln erscheint mir jetzt etwas weniger verständnisvoll.

Auf der Heimfahrt stelle ich mir die Frage erneut. Noch vor zwei Tagen habe ich ums Haus herum die Herbstblätter zusammengekehrt. Könnte es wirklich sein, dass mir das Gehör bei dieser Arbeit unbemerkt rausgefallen ist?

Zu Hause angekommen streune ich gedankenversunken auf dem Gelände umher. Dabei dämmert es mir allmählich: Weder von der Form und Größe, noch von der Farbe meines Gehörs habe ich auch nur die leiseste Ahnung. Da lebe ich schon seit über sechs Jahrzehnten mit meinem Gehör zusammen und habe ihm bis anhin derart wenig Aufmerksamkeit geschenkt, dass ich nicht einmal eine einigermaßen vernünftige Beschreibung für eine steckbriefliche Fahndung erstellen könnte.

Ich stehe nun schon eine Weile in meinem Garten und weiß nicht, wonach ich suchen soll. Ganz beschämt schicke ich einen lauten Seufzer in den Abendhimmel und flüstere dann verzweifelt: „Mein geliebtes, vertrautes und doch so unbekanntes Gehör. Du hast mir bis anhin so selbstverständlich unzählige Hörfreuden bereitet und bist mir in so manchen brenzligen Situationen beigestanden. Wenn du mich jetzt hören kannst: Was soll ich nur tun?"

Da vernehme ich doch tatsächlich eine leise und sanfte Stimme aus der anbrechenden Dunkelheit: „Willst du einen Rat von mir?"

„Ja, ja," rufe ich da aus. „Natürlich will ich ihn und vor allem will ich dich wieder!"

Immer noch sanft und nun gleichzeitig auch eindringlich fährt die leise Stimme fort: „Solltest du mich je wieder zu dir nehmen können, dann höre in Zukunft nicht allein auf mich. Höre vor allem auch auf dich selbst."

Wenn die Aufmerksamkeit genügend früh auf die Signale des Körpers und der Seele gerichtet wird und diese ernst genommen werden, können wahrgenommene Unterschiede Hinweise auf anstehende bzw. notwendige Veränderungen geben.

Das Röhrensystem

Asthma, Bluthochdruck, Ohrenschmerzen, Schlafapnoe

Als meine Tochter nach ihrer Mandeloperation vom Stationsarzt die Information erhielt, dass sie in den nächsten Tagen starke Ohrenschmerzen bekommen würde und das ganz normal sei, fragte ich meine Tochter: „Kannst du dich noch an den Film ‚Die Feuerzangenbowle' erinnern und den Professor Bömmel, der versucht hat, seiner Klasse die Funktionsweise einer Dampfmaschine zu erklären? Ich weiß gar nicht mehr genau, wie er das gemacht hat, aber ich denke noch an mein inneres Bild von dieser Maschine. Das ganze Ding war ein System aus Röhren, Kanälen, Tunneln, durch die der Dampf zirkuliert. Da gibt es große und kleine Tunnel, eustachische und andere Röhren. Röhren, die Verbindungen haben zu allen Seiten der Maschine oder halt zu allen Seiten deines Ohres, von der Ohrenseite zur Nasenseite, von der Nasenseite zur Rachenseite, von der Ohrenseite zur Rachenseite, und egal welche Seiten man auch betrachtet, überall gibt es Verbindungen und Abzweigungen. Und alle diese Röhrchen und Kanäle und Leitungen werden gut durchlüftet und durchflutet. Die haben genau die richtige Weite, damit die Luft gut zirkulieren kann und ein ausgeglichener Innenohrdruck herrscht, so wie das eben in einem Röhrensystem sein muss, wo der Dampf zirkuliert. Und was ist Dampf schon anderes als Luft, nicht wahr? Und da wo der Dampf hinein- und hinausströmt, tut das auch die Luft, ganz leicht, ohne Hindernisse, und alles ist gut durchlüftet und durchlässig. Und da, wo es nötig ist, kann dein Körper ganz selbständig dafür sorgen, dass luftige Weite entsteht."

Trotz der wiederholten Versicherung des Stationsarztes, dass Ohrenschmerzen zu erwarten seien, blieb meine Tochter davon verschont. Wir sind uns beide ziemlich sicher, dass diese Geschichte eine Ursache dafür war und ihre Selbstheilungskräfte davon entsprechend aktiviert und angeregt wurden.

Die Feineinstellung der Tonhöhenunterscheidung

Tinnitus

Im Badischen lebte vor einigen Jahren eine Frau, die hatte, obgleich sie die Musik sehr liebte, ihre liebe Not, wenn sie mit Freunden in ein Konzert ging. Oftmals klagte sie in der Pause oder nach dem Konzert, die Sängerin habe die Töne nicht getroffen und die Geigen seien so verstimmt gewesen, dass es ein Graus sei, und ihre Freunde, die allesamt recht musikalisch waren, meinten nur: „Das habe ich nicht gemerkt" und „Mir hat es gefallen". Auch bei teuren Konzerten und hochangesehenen Musikern ging es ihr so, und so fragte sie sich schließlich, ob wohl mit ihren Ohren etwas nicht stimmte. Als sie einmal einen Wissenschaftler kennenlernte, der das Hören erforschte, fragte sie ihn, ob er ihr Gehör einmal testen wolle. Der Wissenschaftler war gerne dazu bereit. Im Anschluss an den Test teilte er ihr mit: „Sie hören bis auf einen Fünfzigstel Halbton genau. Die meisten professionellen Musiker können einen Zehntel oder Zwanzigstel Halbtonunterschied hören, manche auch nur einen Fünftel. Vielleicht wäre es gut, wenn Sie mit Ihrem Gehirn reden, damit es Ihre Fähigkeit, Tonunterschiede genau wahrzunehmen je nach Bedarf hoch- oder herunterfährt."

Bei Experimenten zur Tinnitus-Therapie mit dem Heidelberger Neurowissenschaftler Peter Schneider stellte sich heraus, dass das Training der Unterscheidungsfähigkeit von Tonhöhen und Lautstärken geeignet ist, die Intensität und Häufigkeit eines erlebten Tinnitus zu reduzieren. Oftmals ist es effektiver, die Heilung nicht im Zentrum des erlebten Problems stimulieren zu wollen, sondern einen Schritt daneben, etwa bei den Begleitsymptomen, anzusetzen. Hier wird die Schwerhörigkeit als Phänomen im Kontext von Tinnitus in den Fokus der Aufmerksamkeit genommen. So wird eine versehentliche Verschlechterung der Symptomatik durch zwanghaftes Denken vermieden. Der normalerweise ineffektive Versuch, Tinnitus mit dem Gedanken „Ich darf nicht an den Ton denken" aufzulösen, wird ersetzt durch eine konstruktive andere Aufgabe im Bereich des Gehörs.

Das Gyroskop

Gleichgewicht, Reisekrankheit, (Seekrankheit), Schwindel

Im Inneren Ihres Handys ist ein Gerät, das man Gyroskop nennt. Dieses Instrument sorgt dafür, dass das Bild sich immer auf die richtige Seite dreht, egal wie Sie das Handy halten.

In Navigationsgeräten ist ein Gyroskop. Das zeigt Ihnen in einem langen Tunnel an, dass Sie um eine Kurve fahren, obwohl dort gar kein Satellitenempfang ist.

In der Luftfahrt werden Gyroskope verwendet, damit der Pilot selbst im dichtesten Nebel und in dunkelster Nacht weiß, ob sich sein Flugzeug in der waagerechten Position befindet oder in welchem Winkel zur Waagerechten es fliegt.

Heute gibt es elektronische Gyroskope, aber ursprünglich bestand ein Gyroskop aus drei Ringen, die drehbar ineinander befestigt waren. Zuäußerst ein aufrechtstehender Ring, darinnen, drehbar befestigt ein kleinerer, ebenfalls aufrechtstehender Ring, und darinnen, auf halber Höhe befestigt, ein liegender Ring.

In der Seefahrt wurden Gyroskope verwendet, um beispielsweise einen Kompass bei stürmischer See ruhig zu halten. Jeder der drei senkrecht zueinander sich drehenden Ringe hat durch die Trägheit seiner Masse das Bestreben, auch den schlingernden Bewegungen eines Schiffes zu widerstehen, und bleibt an seiner Stelle, oder dreht sich, wie ein Betrachter auf dem Schiff es sehen würde, jeweils rückwärts zu den Bewegungen des Gefährts. So wird ein Kompass, der im Inneren der drei Ringe befestigt ist, in der gleichen Position bleiben, gleich, wie das Schiff sich in den Wellen bewegt. Stellt man eine Kerze dorthin, bleibt auch diese immer aufrecht stehen und brennt ruhig und gleichmäßig. Nur die Ringe werden sich zueinander drehen, hin und her, im Rhythmus der wogenden See.

Die Geschichte vom Gyroskop kann in vielen Fällen helfen, Schwindelgefühle zu reduzieren. So kann sie beispielsweise gut bei See- und Reisekrankheit eingesetzt werden.

Ohrarbeit

Drainage, Mittelohrentzündung, Ohrensausen, Ohrenschmerzen, Nebenhöhlenentzündung, Wundsekret ausleiten

Liebes Ohr, ich verstehe, dass du leiden musst. Niemals kannst du dich zur Ruhe legen, bist immer bereit, zu hören und alles in dich hineinzulassen, auch Unangenehmes. Das schmerzt zuweilen und hinterlässt Spuren. Du würdest manchmal gerne das Gehörte ein wenig sacken lassen. So wie im Moor hin und wieder etwas verschwindet und zu Moder wird. Leider versumpfen so deine Wege und Gänge. Giftige Blasen steigen auf, niemand wagt sich durch den Sumpf. Doch du weißt, es gibt Menschen, die leben am Sumpf und Moor. Sie kennen Wege durch den Moder und kleine, trockene Inseln im Sumpf. Sie wissen, diese werden größer. Erst wird sich eine kleine, dann eine große Moorlandschaft ausbreiten und das versumpfte Gelände wird trocken. Moor wird zu Torf und Torf ist Energie. In deinen versumpften Gängen sondert sich schon jetzt Torf vom Sumpf ab und wird die stehende Feuchtigkeit verdrängen.

Heilung von entzündeten, vereiterten Gehörgängen vollzieht sich, wenn Flüssigkeit austrocknet. Die Geschichte unterstützt diesen Prozess und zeigt, dass scheinbar sinnlose, schmerzhafte Veränderungen Ausdruck der heilenden Tätigkeit sein können. Die Metapher kann auch eingesetzt werden, um die Ausleitung von Wundsekret zu unterstützen.

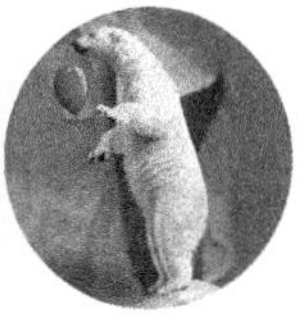

6 Schmerz und Körpergefühl

Zu den Grundanwendungen hypnotherapeutischer Arbeit gehört die hypnotische Anästhesie. Erstaunlicherweise sind auch hierfür keine Tiefentrance und kein hypnotisches Ritual notwendig, sondern lediglich etwas Übung und eine gute Gabe des Beobachtens und Vergleichens der Wirkungen verschiedener Arbeitsweisen. Natürlich gibt es einige Schmerzsituationen, die kniffliger zu bearbeiten sind als andere, etwa langzeitige chronische oder starke akute Schmerzen. Auch ist es anspruchsvoller, die eigenen Schmerzen so zu bearbeiten, als die von anderen. Ebenso spielt die Frage, welche Erwartungshaltung ein Patient an die Bearbeitung von Schmerzen mit metaphorischen Mitteln hat und welche Autorität ich in seinen Augen genieße, eine große Rolle. Wir alle kennen Segensrituale, kleine Lieder und Gedichte, mit denen Erwachsene bei kleinen Kindern die Schmerzen oder das Leiden lindern. Dass so etwas bei Erwachsenen nicht mehr funktioniert, beruht nur darauf, dass die Erwachsenen aufgehört haben, an die Wirkung solcher Rituale zu glauben und gleichzeitig ihre Beobachtungsgabe nicht darauf verwenden, die verbleibende Restwirkung zu erkennen und zu optimieren.

Geschichten zur Reduktion von Schmerzen finden sich auch im Kapitel zu Muskeln, Knochen und Sehnen im Zusammenhang mit der Reduktion von Muskelverspannungen und Gelenkschmerzen.

Störche lieben die Sonne

Krampf, Muskelverspannung, Schmerzen

Bei uns in der Stadt nisteten zum ersten Male seit dreißig Jahren wieder Störche. Sie kamen aus dem fernen Afrika und hatten den weiten Flug in den Norden gewagt, um hier zu brüten. Sie waren mutig und ließen sich auf dem Kamin eines alten Hauses nieder. In den großen Bäumen der Nachbarschaft nistete seit Jahren eine Krähenkolonie. Krähen fressen Eier und Jungvögel. Im März war es nicht mehr kalt, das Gras wuchs, es gab genug Frösche und der Frühling versprach zu kommen, die Störche brüteten. Die Krähen flogen vorbei, um zu sehen, ob sie nicht einen guten Moment zum Rauben fänden, doch die Störche gaben acht auf ihre Brut.

Auch die schwarzen Krähen erwarteten Nachwuchs. Im April gab es kalte Tage, es regnete viel. Alle Vögel froren, die Störche sehnten sich nach ihrer Heimat und Wärme, die Krähen kauerten auf dem Nest, angespannt, zusammengezogen. Schneetreiben war angesagt und die Sonne schien nur kurz aus den Wolken. In diesen Tagen schlüpften die Jungvögel, bei den Krähen und den Störchen. Den kleinen Störchen setzte das Wetter zu, die Alten saßen schützend auf den Kleinen. Und jedes Mal, wenn die Sonne sich zeigte, schüttelten sie die Kälte und Nässe aus den Federn, plusterten sich auf und ließen sich bescheinen. Sie träumten von der Heimat, davon, wie die Sonne alles wärmt und erhellt. Sie wussten, dass es dort dieselbe Sonne war wie hier. Sie überlebten den Kälteeinbruch mit ihren zwei Jungen. Als es im Mai warm wurde, lernten die Jungstörche fliegen und gingen mit den alten Störchen auf Futtersuche. Auch die Krähen hatten die Kälte im Nest zusammengekauert überlebt. Sie konnten sich kaum bewegen, wühlten klamm und steif im Nest umher, sodass sie einige Jungen zum Nest herauswarfen. Im nächsten Jahr kamen bereits vier Störche zu uns in die Stadt.

Störche orientieren sich nach der Sonne. Die Geschichte erzählt davon, wie sie in unseren Gefilden eine besondere Beziehung zur Wärme pflegen. Auch wer sich mit Erkältung auseinandersetzen muss, kann in der Metapher hören, wie die Mobilisation einer inneren Wärme Verkrampfung löst und Heilung fördert.

Der Kopfschmerzregler

Kopf- und Spannungsschmerzen

Neulich habe ich im Baumarkt kleine Schraubzwingen für meine Bastelarbeiten gekauft. Die lagen dann eine ganze Weile zu Hause auf dem Wohnzimmertisch herum. Sie sehen ziemlich fröhlich aus, rot und blau und türkis, gepaart mit schwarz und silber.

Irgendwann war eine Freundin zu Besuch, die über Kopfschmerzen klagte. Während sie so darüber redete, griff sie sich eine der Schraubzwingen und sagte, während sie sie zudrehte: „So ungefähr fühlt sich das an, als ob mein Kopf dazwischen steckte. Ich kann es gerade richtig doll spüren."

„Dann versuch doch mal etwas anderes", schlug ich ihr vor. „Ich schenke dir eine von den Dingern und jedes Mal, wenn du merkst, wie die Kopfschmerzen sich langsam anschleichen, drehst du an dem Rädchen, sodass der Abstand größer wird und mehr Luft und Freiraum zwischen den Platten entsteht, man spricht ja auch vom Ausspannen oder Entspannen des Werkstücks. Und dann kannst du dir vorstellen, dass das auch bei deinen Schädelplatten so funktioniert."

Meine Freundin dachte einen Moment lang über meinen Vorschlag nach, dann lächelte sie und steckte die rote Schraubzwinge in ihre Hosentasche.

Es scheint so zu sein, dass unser Gehirn innere Bilder, die einer Vorstellung, einer Imagination entsprechen, in gleicher Art und

Weise in Wechselwirkung mit dem Körper umsetzt, wie tatsächlich Erlebtes. Das bewusste Drehen an dem Rädchen kann so eine unbewusste Entspannung des Muskeltonus zur Folge haben. Einem eventuell entstehenden Gefühl von Hilflosigkeit und Mutlosigkeit steht jetzt das Erleben von Selbstwirksamkeit hilfreich entgegen.

Funken im Strom

Epilepsie, Kopfschmerz, Schmerzen, Stress

Meine Frau war zu Besuch in Bukarest und ich sah die Fotos von der Stadt. „Die elektrischen Leitungen sind nicht mit unseren zu vergleichen", erklärte sie. Auf dem Bild hingen schwarze Drähte von einem Freileitungsmast zum andern. „Es müssen über fünfzig Leitungen sein. Ist eine defekt, wird einfach die nächste gezogen", meinte sie.

„Es summt und sirrt, manchmal fliegen Funken und dann bricht das Stromnetz zusammen. Meinem Gastgeber bereitete das Chaos und die Unzuverlässigkeit des Stromnetzes immer wieder Kopfzerbrechen. Er ist auf eine sichere Elektrizität angewiesen, damit er seine internationalen Aufträge am PC bearbeiten kann. Die Schwankungen zwischen zu viel und zu wenig Spannung sind der Untergang seiner Verbindung in die Welt. Doch er wusste sich zu helfen. Er besorgte sich für wenig Geld zwei große Akkus, welche er regelmäßig aufladen kann und die ihm eine dauernde Stromspannung garantieren. Durch die Akku-Speicherung kann er seine benötigte Energie gleichmäßig abrufen. Irgendwann will er sich von dem unzuverlässigen Netz unabhängig machen und sich eine Solaranlage bauen."

Stromschläge können verheerende Folgen für hochtechnische Apparate haben. Genauso kann Überbelastung zu Kurzschluss unseres hochsensiblen Denkorganes Gehirn führen. Die Geschichte kann in Verbindung mit Epilepsie eingesetzt werden, dort wo die Anfälle mit psychischer Belastung in Verbindung stehen.

Der Kopfschmerz im Fuß

Kopfschmerz, Schmerzen

Du träumst einen unruhigen Traum, in deinem Kopf läuft ein Rennen ab. Kleine Nervenschaltungen senden dem Hirn unruhige Signale: „Mach hier weiter", ruft die eine. „Nein, besser ist es hier", meint eine andere. Irgendwann rufen alle durcheinander und du weißt nicht, auf welchen Wegen du entlang rennen sollst. Du spürst, dass deine Muskeln total verkrampft sind. Du bekommst furchtbare Kopfschmerzen!

Du legst dich hin, deine Beine und Füße beginnen auf einmal mit dir zu reden. „Was fällt dir ein?", fragen sie dich, „du bist ja völlig neben den Schuhen. Rennst in deinem Kopf umher, damit du alles recht machen kannst, und hinterlässt ein totales Durcheinander. Und jetzt bist du verkrampft und fühlst dich mies." „Wer", fragen sie mich, „ist hier zuständig fürs Rennen? Doch nicht dein Kopf, wir sind es. Lass uns die Arbeit und den Kopf lass in Ruhe denken." Und du sendest alle Aufträge in deine Beine. Vielleicht kribbelt es hin und wieder, doch deine lieben Beine sind diese Arbeit gewöhnt. Und du fühlst, wie sich dein Kopf entspannt, deine Muskeln werden weich und weicher, es ist ein gutes Gefühl. Damit es so bleibt, stellst du deinen Nervenschaltungen im Kopf eine Verkehrstafel hin: Umleitung, folgen Sie den Nervensträngen in die Füße!"

Phänomenologisch gesehen ist der Kopf der ruhende und die Gliedmaßen der aktive Pol am Menschen. Eine Umkehrung der Qualität führt zu Unwohlsein, Stress und Verkrampfung. Durch die Erzählung wird die Aktivität an die passende Stelle geleitet.

Das Zahnvögelchen mit dem roten Schwänzchen

Schmerzen, Zahnbehandlung

Termin zur Extraktion des sechsten Backenzahnes oben links. Es war unsicher, ob die Entfernung des Zahnes meinen Schmerzen Einhalt gebieten konnte. Da er jedoch inzwischen arg beschädigt war, entschied ich mich schweren Herzens trotzdem dafür.

Die Praxisassistentin holte mich aus dem Wartezimmer, ich setzte mich auf den Behandlungsstuhl und wartete auf den Zahnarzt.

Vor mir lagen, fein säuberlich aufgereiht, alle für die Operation notwendigen Instrumente. Glaubte mir, da gab's welche, bei denen ich keine Lust verspürte, sie in meinem Munde ihre Arbeit verrichten zu lassen. Und wenn ich mir vorstellte, wie fest sich mein Zahn dabei wehren könnte – schließlich hatte er mir nun doch schon seit über fünfzig Jahren wertvolle Dienste geleistet – schauderte mir.

Zur Ablenkung ließ ich meine Augen über die nahen Flachdächer schweifen. Auf dem Handlauf einer Feuertreppe zog ein Rotschwänzchen meine Aufmerksamkeit auf sich. Mal saß es einfach nur schwanzwippend da, alsbald hüpfte es aufs Dach, machte zwei, drei Schrittchen und hüpfte zurück auf den Handlauf. Das stetige Hin- und Herfliegen des Vögelchens erschien mir wie ein sanftes Hüpfen. Auch wenn mir vorerst der Sinn und Zweck davon verborgen blieb, war ich davon angetan. Doch mit einem Mal erkannte ich darin eine Botschaft. Mein Zahn bereitete sich auf die Operation vor.

In der Begegnung mit der Leichtigkeit des Rotschwänzchens begann er sich zu lockern.

Mit fast unmerklichen Bewegungen arbeitete sich mein Backenzahn sanft in einen Zustand, in dem er sich leichter vom Kiefer lösen konnte. Und mit jedem leichten Hinaufhüpfen des Rotschwänzchens wurde das Loslassen leichter und mit jedem Hinabhüpfen entspannte sich seine Haltung noch mehr.

Etwas enttäuscht, dass mich der Zahnarzt nicht länger mit meinen angenehmen Betrachtungen alleine ließ, hörte ein Teil von mir seinen Erklärungen zum Ablauf der OP zu, währenddem ein anderer Teil von mir beim lösenden, entspannenden roten Zahnschwänzchen blieb.

Während der nun folgenden Behandlung empfand ich den Lärm des Bohrers als lästig. Da mich gleichzeitig das gurgelnde Geräusch des Absaugrohres an ein quirliges Bächlein erinnerte, beschloss ich, mich zum Rotschwänzchen zu gesellen. Wie angenehm die Ruhe draußen war. Während das Rotschwänzchen weiterhin mit einer Leichtigkeit am Bächlein hin und her, hinauf und hinab hüpfte, verrichteten die anderen hinter dem Fenster der Zahnarztpraxis zuverlässig ihre Arbeit.

Auf einmal schwieg das Bächlein. Ich verstand zwar nicht was der Zahnarzt sagte, bemerkte aber, dass er sich vom Resultat seiner Arbeit befriedigt zeigte. Gleichzeitig gab er seinem Erstaunen Ausdruck, wie leicht sich der Zahn hatte lösen lassen. Mein Zahnvögelchen jedoch wippte darüber lediglich mit seinem roten Schwänzchen.

Nebst der inneren Haltung hat der eingenommene Fokus einen wichtigen Anteil am Erleben einer Situation. Mittels Selbstsuggestion kann ein Dissoziationsgrad erreicht werden, mit welchem das primäre, als negativ oder schmerzhaft erlebte Geschehen gänzlich in den Hintergrund rücken kann.

Als die Bilder sprechen lernten …

Blutung (stoppen), Zahnbehandlung

Geht ja kein Mensch gern zum Zahnarzt. Auch ich nicht. Selbst wenn, wie in meinem Fall, die Praxismitarbeiter ganz besonders nett sind und der Zahnarzt nebenbei auch ganz besonders gut. Aber seit meinem letzten Termin hat sich etwas geändert. Ich gehe zwar immer noch nicht wirklich gern dorthin, aber doch zumindest mit einer Menge Neugier. Es ist nämlich so, dass ich eine größere Prozedur zu überstehen hatte und im Vorfeld einige Bücher über Hypnotherapie und die Kraft der inneren Bilder gelesen habe.

Als ich da auf dem Stuhl saß, malte ich mir aus, wie sich ein ganzes Heer kleiner Dentalhelfer in meinem Mund, im Kiefer und im Zahnfleisch tummelten. Sie sahen ziemlich witzig aus, zweidimensionale, kleine rote Dreiecke, mit kurzen Beinchen und langen, dünnen Armen und einem weißen Kreuz auf der Brust. Irgendwie erinnerten sie mich an die Schweizer Flagge.

Na jedenfalls stromerten die da in meiner Vorstellung überall herum und ich bat sie, dafür zu sorgen, dass alle strapazierten Stellen wenig bluten würden, dass sie entzündungshemmende Stoffe bereitstellen und sich vom Gehirn eine gehörige Portion eines schmerzstillenden Hormoncocktails liefern ließen. Kurz, ich versuchte das, was ich über den Nutzen von Imagination gelesen hatte, umzusetzen, und war dabei recht zuversichtlich, dass das auch funktionieren würde.

Was mich dann aber wirklich erstaunte, war, dass mein innerer Film ein Eigenleben entwickelte. Es begann damit, dass die kleinen Kerle nicht nur mit Tupfern zum Blutstillen und Pinseln zum Auftragen einer heilungsfördernden Paste bereitstanden, sondern sich ein ziemliches Gedrängel entwickelte. Jeder wollte sozusagen an vorderster Front sein, um alles mitzukriegen. Es war ein bisschen wie bei einem Kindergeburtstag, wenn ein Clown eine Vorstellung gibt und sich alle um die vordersten Plätze raufen.

Vollends merkwürdig wurde es aber, als die Kleinen anfingen, sich zu unterhalten. „Wurde ja auch Zeit", hörte ich, und „endlich wird hier mal sauber gemacht und repariert." Einer seufzte gar erleichtert, „hurra, da fällt es mir in Zukunft leichter, die Zähne zu pflegen, wenn der ganze Murks weg ist." Ich war doch ziemlich verblüfft über das, was ich da hörte.

Dann begann der Zahnarzt mit seiner Arbeit und mich beschäftigte auf einmal vielmehr der Gedanke, ob er denn auch alles richtig machen würde. Kaum hatte ich das gedacht, antwortete mir auf diese unausgesprochene Frage gleich ein ganzer Chor meiner Helfer: „Hey, der ist echt super …, mach dir keine Sorgen …, der weiß genau, was er macht …, ist eine Freude, dem zuzuschauen …, echt klasse, der Typ."

Wenn mein Mund nicht ohnehin schon weit geöffnet gewesen wäre, wäre mir da der Kiefer noch tiefer gesackt!

Die Imagination, mit der ich so spielerisch begonnen hatte, entwickelte sich zu einem recht erheiternden Theaterstück. Nicht das Schlechteste, wenn man so viel Zeit auf einem Zahnarztstuhl verbringt.

Diese Geschichte entstand in meinem Kopf, als ich für eine längere Behandlung bei meinem Zahnarzt war. Ich kann nicht mit Sicherheit sagen, ob sie tatsächlich dafür gesorgt hat, Blutungen zu stoppen und den Heilungsprozess zu beschleunigen, mir fiel jedoch auf, dass es kaum geblutet hat. Auf jeden Fall hat mir das Erfinden und Ausschmücken dabei geholfen, die Zeit kürzer als gedacht zu empfinden, und ich hatte das Gefühl, dass ich tatkräftige Unterstützung zum Gelingen der Behandlung leisten kann. Die kleinen dreieckigen Helfer begegnen mir seitdem immer mal wieder.

Doktor Dachs

Behandlungsangst, Schmerzen , Spritzenphobie

Der Fuchs hatte sich einen Stachel zugezogen. Tief steckte der in seiner Pfote, und wenn der Fuchs versuchte aufzutreten, dann tat das furchtbar weh. Schon bald lief er nur noch auf drei Pfoten. Die vierte hielt er in der Luft, und tatsächlich tat sie so auch nur ganz wenig weh. Praktisch war das natürlich nicht, und Hasen konnte er so auch nicht jagen. Die anderen Tiere schüttelten den Kopf und sagten: „Geh zum Dachs, vielleicht kann der dir helfen."

Der Dachs war so etwas wie der Arzt der anderen Tiere. Er wusste, was zu tun war, wenn eines krank war oder sich eine

Verletzung zugezogen hatte. Der Dachs schaute sich die Pfote des Fuchses an und sagte: „Da ist ein Stachel drin. Es hilft nichts, der muss raus." Sobald aber der Dachs begann, an dem Stachel zu ziehen, zog der Fuchs die Pfote weg und schrie ganz fürchterlich, denn jetzt begann es erst richtig weh zu tun.

„Du tust mir weh!", sagte der Fuchs.

„Ich muss das tun", sagte der Dachs. Die beiden wurden sich nicht einig, und so humpelte der Fuchs noch einige Tage auf drei Beinen durch den Wald und wurde immer hungriger.

„Hast du keine andere Idee, wie man das machen kann?", fragte er den Dachs, als er ihn wiedersah.

„Komm mit!", sagte der, und gemeinsam gingen sie zum Fluss. „Halte deine Pfote da hinein. Das Wasser ist so kalt, dass es deine Pfote betäubt."

Der Fuchs streckte seine Pfote ins Wasser. „Uuh! Ist das kalt!" Das war schon sehr unangenehm, aber der Dachs hatte Recht. Nach einer Weile konnte er seine Pfote fast nicht mehr spüren. Dann nahm der Dachs die Pfote, zog an dem Stachel, und: draußen war er!

Die Fabel kann erzählt werden, um Behandlungsängste zu reduzieren und eine Anästhesie zu induzieren. Sie ist beispielsweise für Kinder mit Spritzenangst und anderen Behandlungsphobien geeignet.

Schiffsmotoren

Lärmempfindlichkeit, Kopfschmerzen, Schlafstörung, Schnarchen, Tinnitus

Sie sitzt gerne frühmorgens an Deck, wenn es noch ruhig ist. Dann genießt sie das Gefühl von Freiheit, Stille und Weite. Mit der ersten Tasse Kaffee in der Hand schaut sie auf's Meer und lässt ihre Gedanken über die Wellen gleiten. Zu hören ist nur das

Rauschen und Gurgeln des Wassers, das Knattern der Flaggen und Wimpel und das konstante Brummen der Schiffsmotoren.

Dann hat sie das Gefühl, sie bestünde nur aus ihren Sinneswahrnehmungen und das Brummen, Dröhnen und Rauschen komme nicht mehr von außen auf sie zu, sondern finde in ihrem Kopf statt.

Eigentlich war es ähnlich wie sonst, wenn sie Kopfschmerzen hatte, nur dass es merkwürdigerweise sehr angenehm war.

Da kam ihr ein Gedanke. Sollten sich wieder einmal Kopfschmerzen einstellen, wollte sie genau das tun, was sie morgens an Deck so gerne macht: die Augen schließen, das Rauschen des Meeres hören, den Wind spüren und sich vorstellen, sie säße an Bord eines Schiffes.

In dieser Geschichte findet ein Perspektivwechsel statt. Wir können äußere Bedingungen, die unser Leben beeinträchtigen, nicht immer verlassen. Ob wir unsere körperlichen oder seelischen Prozesse als angenehm oder belastend empfinden, entscheidet sich mehr durch unsere Bewertung derselben, als durch das, was da äußerlich betrachtet passiert. Solche Bewertungen können wir durchaus willentlich beeinflussen. Es kommt nicht so sehr darauf an, ob es brummt und dröhnt, sondern mehr darauf, womit wir das Brummen und Dröhnen verbinden.

Nebelwandern

Bewusstseinstrübung, Delir, Durchgangssyndrom, Fieber, Koma, Narkose, Schwindel

„Erzähl mir nichts vom Herbst, mit seinen wärmenden, letzten Sommerstrahlen, von bunten Blättern und von reifen Früchten, von Ernte und Wein. Nein, ich kann es nicht mehr hören.

Mein Herbst ist anders: aufsteigende Feuchtigkeit, erfrischende Kühle, Moder in der Luft und geheimnisvoller Nebel. Nebel und nochmals Nebel. Wochenlang. Mit dem Nebel kenne ich mich aus. Ich liebe ihn. Jeden Tag bin ich mit meinem Hund stundenlang in der Watte-Welt unterwegs. Manchmal sehe ich kaum drei Meter weit. Schemenhaft sind die Konturen. Ist es ein Baum oder ein Mensch? Ich mache mir meine eigene Wirklichkeit. Ich liebe den Nebel, ich weiß nicht, bin ich Teil dieser verschwommenen Wirklichkeit oder löse ich mich ganz auf? Die Nebelwelt hat etwas Besonderes an sich. Aber sie ist nicht überall. Die Wirklichkeit über dem Nebel ist anders. Da gibt es auch eine reale Welt. Ich liebe sie."

Diese Geschichte bringt eine körperliche Situation mit einer unbewussten Vorliebe in Beziehung. Sie zeigt dem Zuhörer den blinden Fleck in seinem Weltverständnis. Phänomenologisch gesehen ist Schwindel eine Wirklichkeitstrübung. Irgendwo existiert über dem Nebel eine reale Welt im Sonnenschein.

Im Reich des Rückenschmerzes

Muskelverspannung, Rückenschmerzen (akut), Schmerzen, Stress

An Rückenschmerzen kommt keiner vorbei! Das wussten die beiden schon lange. Endlich durften sie Einzug in ihren geliebten Rücken halten. Der Rückenschmerz und der Verspannungsschmerz haben beschlossen, es sich es so recht gemütlich zu machen. Dazu mussten sie nur zusammenarbeiten. Der Rückenschmerz zwackte mal hier, mal da, und allmählich nahm auch der Verspannungsschmerz Besitz vom Rücken. Die beiden Schmerzen verstanden sich vorzüglich. Der Verspannungsschmerz verhinderte eine gesunde Haltung und half dem Rückenschmerz zu wachsen. Und je größer dieser wurde, desto mehr nahm auch der Verspannungsschmerz zu. Ja, die beiden hatten ein gutes Leben. Doch eines Tages wurden sie in ihrem dunklen Reich gestört. „Er wird doch nicht etwa positive Gedanken zu uns senden?", rief der Rückenschmerz entsetzt. Doch es war bereits zu spät. Ein kleines Licht begann langsam im Schmerz zu leuchten. „Furchtbar, ich kann es gar nicht aushalten, er denkt das Schlimmste." Deutlich vernahmen die beiden die Botschaft: „Es geht mir jeden Tag in jeder Hinsicht besser und besser." Jeden Tag, immer wieder, und immer wieder hallte es durch ihr Reich. Heller und heller wurde es in der Schmerzenshöhle. „Hilfe", rief der Rückenschmerz, „er beginnt sich zu bewegen." Langsam, aber sicher wurden die Muskeln um den Schmerz bewegt, stetig wiederkehrend. Der Rückenschmerz rief den Verspannungsschmerz um Hilfe. Doch dieser war selbst am Kämpfen. Irgendwo spürte er Wärme. „Der wird sich doch nicht etwa entspannen? Füße hochlegen und ein Buch lesen, sich was Gutes gönnen. Oder gar ein heißes Bad nehmen? Ich bin verloren, wer hilft mir?" Langsam eroberten Licht und Wärme das Schmerzensreich. Rückenschmerz und Verspannungsschmerz konnten nicht mehr bleiben! „Wir kommen wieder", drohten die beiden beim Auszug. „Ist okay", riefen Licht und Wärme nach, „wir auch!"

Sich nicht vom Schmerz zerfressen zu lassen ist eine wichtige Hilfe in der Schmerztherapie. Die Geschichte lässt die Wirkungsweise von Entspannung und positivem Denken gegenüber dem Schmerz erleben.

Alarmglocke

Krampf, Muskelverspannung Schmerzen, Stress

Bernhardiner sind weltbekannte Hunde. Große, gutmütige Tiere. Mit einem Fässchen um den Hals sind sie im Kloster auf dem Passübergang von der Schweiz nach Italien auf 2500 Meter über dem Meeresspiegel seit dem 16. Jahrhundert zuhause. Sie sind bekannt für ihre gute Nase, ihren Rettungsinstinkt und ihren Ortssinn. Legendär war vor allem „Barry". Er streifte alleine auf dem gefährlichen Passübergang auf der Suche nach Menschen in Not umher. Fand er Kraftlose, Verirrte oder gar Verschüttete, lief er ins Kloster zurück und zog an dem Strick der Klosterglocke am Eingang. Er hörte mit dem Läuten erst auf, wenn ein Bruder zu ihm kam und ihm nachfolgte.

Einmal, mitten in der Nacht, wurde sein Glockengeläut nicht gehört. Zwei kleine, verirrte Kinder hatte Barry draußen im kalten, schweren Schnee entdeckt. Sie waren unterkühlt und erschöpft und konnten sich selber nicht mehr ins sichere Kloster retten. Barry zog alleine zu den Kindern zurück, stupste die Entkräfteten solange an, bis sie auf seinen starken Rücken stiegen und er die beiden sicher zum Kloster bringen konnte. Er läutete nun zum zweiten Male. Die Brüder hörten es diesmal sofort und kamen. Wie waren sie erstaunt, als sie Barry mit den beiden Kindern auf dem Rücken sahen. Ja, Barry war ein besonderer Hund, über vierzig Menschen soll er, ausgerüstet mit einem süßen, stärkenden Trank im Halsfässchen und einem Körbchen mit Brot, das Leben gerettet haben. Er hatte den sicheren Instinkt, Menschen in Not zu finden, und die Ausdauer, am Kloster die Glocke zu läuten, bis Hilfe kam. Er bekam in Bern sein Altersbrot und starb hochbetagt. Ich habe mir immer so einen „Barry“ gewünscht.

Wenn die „Alarmglocken läuten“ ist es meistens höchste Zeit, etwas zu ändern. Schmerzen, Zerrungen und Verletzungen können Alarmglocken unseres Organismus sein. Die Geschichte von Barry zeigt, dass es wichtig ist, auf die Alarmglocken zu hören und zu handeln. Das kann durch Hilfe von außen, aber auch durch unseren inneren „Barry“ von allein geschehen. Wenn in der Geschichte die Alarmglocken läuten, kommen die Mönche und Rettung ist möglich. Unser Barry aber hilft sich manchmal auch alleine.

Muschelwunder

Erschöpfung, Hautverletzung, Knochenbruch, Schmerzen

„Muscheln schaffen diese herrlichen Perlen aus sich selber. Ist das nicht ein Wunder?", meinte meine Nachbarin und zeigte mir ihre neue Perlenkette.

„Es stimmt", gab ich zu, „Perlen sind kleine Muschelwunder, aus einem schmerzhaften Sandkorn geboren. Doch mir stellt sich manchmal nicht nur die Frage, wie die Perle in die Muschel kommt, sondern wie kommt die Muschel um die Perle? Diese fantastische Schale, aus Kalk gewachsen, zerbrechlich und trotzdem beweglich in ihrem Wachstum. Muschelschalen sind im Verhältnis zur eigentlichen Muschel riesig. Wie schafft es ein so kleines Wesen eine solche sinnvolle Hülle zu bauen? Da habe ich gelesen, dass Muscheln den benötigten Kalk aus dem Wasser nehmen. Je mehr Kalk im Wasser ist, desto mehr Schale kann sie schaffen. Für dieses Kunststück bewundere ich sie beinahe noch mehr als für das Muschelwunder. Wer leiden muss und Perlen erschafft, braucht eine schützende Hülle. Das Material kommt von draußen, und das Wissen, wie der Schutz gebaut wird, ist im Inneren verborgen."

Die Geschichte zeigt Leiden und Gesundwerden unter einem Aspekt der gegenseitigen Beziehung. Wer krank ist und sich pflegen muss, soll sich eine gesundende Umgebung schaffen.

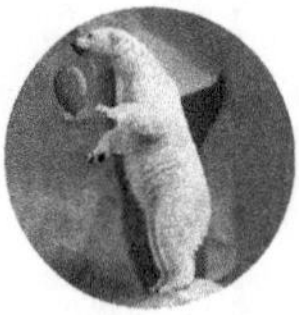

7 Schlafen und Wachen

Schlafstörungen im engeren und weiteren Sinn lassen sich ausgezeichnet mit Geschichten und Metaphern auflösen. Zu den Schlafstörungen im klassischen, engeren Sinn gehören Ein- und Durchschlafstörungen sowie Früherwachen, Schlafwandeln, Alpträume, Pavor nocturnus (ein plötzliches Aufwachen in Panik ohne ersichtlichen Auslöser). Schlafstörungen im weiteren Sinn sind Schnarchen, Schlafapnoe, Zähneknirschen. Im Sinne nicht erfolgter Konditionierungen (Lernleistungen) bei Erwachsenen oder als Traumafolge können noch das Bettnässen und nächtliches Einkoten ohne organische Ursache und das Aus-dem-Bett-Fallen, das unruhige Bewegen oder Um-sich-Schlagen im Schlaf gezählt werden, vielleicht auch das chronische Verschlafen.

Bei all diesen Problemstellungen kann mit Geschichten gearbeitet werden. In vielen Fällen ist eine Abklärung möglicher medizinischer Ursachen und oft auch psychotherapeutische Arbeit ratsam.

Vierzehn Engel

Durchschlafen, Einschlafen

Kennen Sie das Lied von den vierzehn Engeln? Es stammt aus der Oper „Hänsel und Gretel" und geht so:

Abends, wenn ich schlafen geh,
Vierzehn Engel um mich stehn:

Zwei zu meinen Häupten,
Zwei zu meinen Füßen,
Zwei zu meiner Rechten,
Zwei zu meiner Linken,
Zweie, die mich decken,
Zweie, die mich wecken,
Zweie, die mich weisen,
Zu Himmels Paradeisen.

Ich habe daraus ein Spiel gemacht, das Spiel von den vierzehn Engeln. Wenn ich abends nicht einschlafen kann oder nachts wachliege, fühle ich erst einmal in mich hinein und erforsche, was mich vom Schlafen abhält. Vielleicht ist es eine Unruhe in den Beinen. So stelle ich mir vor, wie derjenige Stefan, der unruhige Beine hat, meinen Körper verlässt und sich links neben mein Bett stellt. Ich schaue mir kurz an, wie er mit den Beinen zappelt, sage ihm, er soll da bitte auf mich aufpassen, während ich schlafe. Dann schaue, horche und fühle ich wieder in mich, ob es noch etwas gibt, was mich vom Schlafen abhält. Da gibt es vielleicht einen Stefan, der grübelt und nicht glücklich ist. Den stelle ich auch ans Bett, neben den ersten und bitte auch ihn, das, was er tut, gut zu tun und über mich zu wachen. Dann entdecke ich in mir vielleicht einen, der Pläne macht. Der darf am Fußende seinen Gedanken nachgehen und sicherstellen, dass er an alles Wichtige denkt, während ich schlafe. Dann ist da vielleicht einer, den bestimmte Geräusche stören. Der darf neben den vorigen. Wenn ich auf diese Weise vierzehn Engel aus mir herausstellen kann, die über mich wachen, bevor ich selbst einschlafe, habe ich gewonnen. Meistens aber schaffe ich nur wenige, und spätestens beim sechsten Engel ist Schluss.

Die Methode hat sich vielfach bei Ein- und Durchschlafstörungen bewährt. Das Vorgehen kann in ähnlicher Weise auch bei Prüfungsangst und Lampenfieber verwendet werden.

Schnarcher raus!

Schnarchen

Eine Kollegin und ein Kollege hatten von der Vierzehn-Engel-Methode gehört. Als ich die beiden wieder einmal sah, sagte die Frau zu mir: „Die Sache mit den Engeln funktioniert nicht nur, wenn man es mit sich selber macht. Wenn mein Freund nachts schnarcht, sage ich zu ihm: ‚Stell denjenigen, der schnarcht nebens Bett!' Er schläft dann weiter und das Schnarchen hört auf." Ihr Freund schaute sie überrascht an und fragte empört: „*Was* machst du mit mir nachts?!"

Es gibt viele Geschichten zur Reduktion der Schlaflosigkeit wegen eines schnarchenden Partners. Sie lassen sich unterteilen in solche, die beim Schnarcher ansetzen, solche, die dem Schnarchhörer unmittelbar helfen und solche, die auf eine Interaktion zwischen beiden zielen. Diese Geschichte gehört zur dritten Kategorie.

Im gleichen Rhythmus atmen

Schlafapnoe, Schnarchen

Ich habe vieles probiert, um das Schnarchen zu reduzieren. Am effektivsten war es, wenn ich mir abends vor dem Einschlafen die Anweisung gegeben habe, nachts, während ich schlafe, im gleichen Rhythmus zu atmen wie meine Frau.

Im Sinne der oben eingeführten Einteilung ist dies eine Schnarch-Geschichte der ersten Kategorie.

Noch tiefer schlafen

Lärmempfindlichkeit, Schnarchen

„Habe ich heute Nacht geschnarcht?“, fragte ich meine Frau. „Schwer zu sagen. Ich habe mir die Anweisung gegeben, jedes Mal noch tiefer zu schlafen, wenn ich im Schlaf höre, wie du schnarchst. Seitdem höre ich dich nicht mehr.“

Im Sinne der oben eingeführten Einteilung ist dies eine Schnarch-Geschichte der zweiten Kategorie.

Schubladen im Kopf

Grübeln, Schlafstörungen

Manchmal, wenn ich das Gefühl habe, dass ich mich verirre im Dschungel meiner angenommenen Verpflichtungen, wenn alles zu viel ist und ich mich überfordert fühle, dann gibt es irgendwann den Moment, wo ich innehalte und mich sortiere.

Oft ist das am frühen Morgen, wenn ich mit der ersten Tasse Kaffee in der Hand nur still dasitze und in meinen Garten hinein sinniere. Meistens also, wenn ich das Gefühl habe, im Chaos der Ansprüche unterzugehen, dann nutze ich diesen Moment für eine Begehung. Eine Begehung meines Gehirns.

Mein Oberstübchen ist wie ein Haus, die Wohnstatt von allem, was ich kann, möchte und soll. Genau wie im echten Leben sortiere ich auch hier die Dinge, die ich mit mir herumschleppe. So, wie ich beim Heimkommen den Mantel an die Garderobe hänge und die Schuhe in den Schuhschrank stelle, die Schlüssel aufhänge, die Tasche wegräume und das Handy an seinen Platz lege, so gehe ich mit meinen Gedanken im Kopf um. Ich sortiere sie in passende Schubladen. Dazu habe ich in der Eingangshalle meines Gehirns, die wunderschön gestaltet ist, eine bunte Kommode aufgestellt, mit Schubladen unterschiedlicher Größe und Form.

All das, was mich gerade bedrängt, schaue ich mir einzeln an. Ich versuche, es nach zeitlicher Relevanz und Wichtigkeit zu unterteilen, und lege es anschließend liebevoll in die entsprechende Schublade. Diese haben Namen wie: Beruf, Gesundheit, Freunde, Familie, Reisen und, die größte von allen, „kreatives Tohuwabohu". Darin finden sich all meine schrägen Ideen. Aus manchen wird etwas, aus manchen nicht. Aber alle sind darin gut aufgehoben.

Die Geschichte kann helfen, das Gedankenkreisen bei Schlaflosigkeit zu beenden. Beim Sortieren der Gedanken in verschiedene Fächer oder Schubladen wird ein Erinnerungsmuster der Ordnung und Befriedigung aktiviert, welches verhindern kann, dass wir in bestimmte Themen tiefer einsteigen.

Tief atmen

Asthma, Schlafapnoe

Früher bin ich manchmal mit Atemnot aufgewacht, und wenn ich dann zu atmen versuchte, ging es nicht. Ich hatte das Gefühl zu ersticken. Angst kam auf, die sich in Richtung Panik entwickelte, bis es mir endlich wieder gelang normal zu atmen. Irgendwann fiel mir ein: Du hast als Kind gelernt, im Schlaf auf eine gespannte Blase zu reagieren, also aufzuwachen, zurückzukehren und weiterzuschlafen. Du hast gelernt, dich auf die andere Seite zu drehen, wenn ein Arm oder Bein aus dem Bett hängt, anstatt etwa, wie als Kind, aus dem Bett zu fallen. Du kannst im Schlaf auf die ersten Vorzeichen eines unerwünschten Erlebens sinnvoll reagieren. Warum solltest du nicht bei den ersten Vorzeichen einer Atemstockung tief atmen können. Ich sagte:

„Lieber Körper, schau mal, wie sich der Atem vor einem nächtlichen Aussetzer entwickelt. Vielleicht wird er flacher, unregelmäßiger – finde es heraus! Die ersten Vorzeichen, die du identifizierst, nimm als Signal, um besonders tief zu atmen und so weiterzuschlafen."

Einige Male wurde ich noch kurz von einem extra tiefen Atmen wach und dachte „Wie schön! Es funktioniert!" Dann beschloss mein Körper wohl, dass er mich zum Tief-Atmen nicht extra wecken muss, und ich schlief behaglich, ohne Atemaussetzer, durch.

Das hier erzählte Vorgehen beruht auf der Erkenntnis, dass wir, auch ohne uns dessen bewusst zu sein, schon als Kinder gelernt haben, unser Schlafverhalten so zu konditionieren, dass wir bei den Vorzeichen eines unerwünschten Erlebnisses (Bettnässen oder Aus-dem-Bett-Fallen) unwillkürlich einen inneren Umschalter betätigen und etwas Günstigeres tun (aufwachen und zur Toilette gehen bzw. sich auf die andere Seite drehen). Solche Konditionierungen des Schlafverhaltens sind in beliebiger Weise möglich. Wir brauchen unserem Körper nur zu sagen, bei welchem Auslöseereignis er welches Zielverhalten zeigen soll.

Die Erinnerung des Körpers

Asthma, Schlafapnoe

Ich weiß nicht, seit wann Sie diese Atemprobleme hatten. Bei einigen Leuten hat es schon bei der Geburt begonnen, als sich die Nabelschnur um ihren Hals gelegt hat oder weil die Geburt so schwierig war und so lange gedauert hat, sodass Mutter und Kind in Gefahr gerieten. Bei anderen Leuten hat es mit einer bedrohlichen Situation in ihrer Kindheit begonnen, als sie vor lauter panischer Angst fast nicht mehr geatmet hatten. Sie haben diese Situation überlebt, haben sie vergessen, und nur das Asthma ist wie eine Erinnerung des Körpers an das schreckliche Ereignis geblieben. Grüßen Sie Ihre Atemwege bitte: Nur noch dann, wenn genau dasselbe von damals in genau derselben Art wieder passiert, sollen sie diese Notfallreaktion entwickeln, wenn es aber auf irgendeine Weise anders ist als damals, brauchen sie das nicht.

Wenn wir uns die Situation vergegenwärtigen, aus der heraus ein Symptom oder eine Erkrankung entstanden ist, ermöglicht das dem Unbewussten, die aktuelle Auslösesituation und die gezeigte Körperreaktion neu zu bewerten. In der Ursprungssituation war die Reaktion verständlich und vielleicht auch sinnvoll. In späteren Situationen hat sie sich wiederholt, wenn ein Auslöser den Körper unwillkürlich an das Geschehen erinnert hat – obwohl die Reaktion aktuell gar nicht hilfreich ist. So kann das Unbewusste die Wahl treffen, die aktuell auslösenden Stimuli von denen in der Ausgangssituation zu unterscheiden und nun keine Abwehrreaktion mehr zu zeigen. Das Vorgehen entspricht demjenigen in der Geschichte „Als die Allergie begann."

Das Kettenkarussell

Grübeln, Schlafstörung

Wenn bei uns Rummel war, bin ich als Kind immer besonders gern Kettenkarussell gefahren. Und je größer das Karussell, je länger also die Ketten waren, umso schöner und schwungvoller war die Fahrt. Wenn aber die Ketten nicht gut gepflegt und rostig waren, dann war die Fahrt nicht so entspannend, dauernd wurde ich von Kettenquietschen und Knarzen abgelenkt und konnte mich nicht auf das schöne Gefühl zu fliegen konzentrieren. Ich habe mir dann immer gewünscht, es möge ein Kettenkarussellwärter mit seinem Ölkännchen kommen, der alle Stellen einölt und schmiert, damit das Karussell sich lautlos drehen kann. Still. Schwerelos. Wie im Traum. Heute denke ich noch manchmal an den Kettenkarussellwärter und wenn ich das Gefühl habe, dass meine Gedanken unrund laufen und quietschen, dann stelle ich mir vor, wie er sich mit seinem Ölkännchen auf den Weg macht …

Diese Geschichte entführt den Zuhörer in eine unbeschwerte Kindheitszeit. Dabei regt sie das Unbewusste an, sich auf eine im wörtlichen Sinne „beruhigende“ Tätigkeit zu konzentrieren, auf das Ölen von quietschenden Objekten. Sowohl die geschmeidige Beschaffenheit des Öls als auch die Vorstellung von einkehrender Ruhe und den reibungs- und geräuschlosen Bewegungen der Kettenglieder kann zu innerer Ruhe und Entspannung führen.

Der Kopf sucht keinen Schlaf

Aufmerksamkeit, Durchschlafen Einschlafen

„Ich finde keinen Schlaf“, antworte ich meinem besorgten Herzen, als es sich unruhig pochend zu Wort meldet. Ich weiß nicht, wie lange ich schon im Bett liege. Ich bin aufgedreht, werfe mich von einer Seite auf die andere. Ich bleibe wach. Mein Kopf ist klar, ein Sinneseindruck jagt den andern. Ich möchte Ruhe in mir. Nichts soll mich stören, ich melde meinem Kopf, er solle die Sinneseindrücke außen vorlassen.

„Sinneseindrücke“, meldet der Nimmersatt zurück, „wo gibt's Sinneseindrücke?“

Mein Kopf sucht weiter und konzentriert sich sofort aufs Hören. Ich verbiete ihm, auf die Geräusche zu achten. Er wird wacher und versucht sich im Fühlen.

„Ist das etwa eine unbequeme Matratze?“ Er hält den Eindruck fest und will ihn nicht mehr loslassen. „Keine Tasterlebnisse mehr“, befehle ich, „ich will schlafen, nichts sehen, hören und riechen.“ Sofort lässt er den Tasteindruck fahren und nimmt Witterung auf, da riecht doch etwas ganz unangenehm? Mein Kopf will dranbleiben. Das Herz unterdessen klopft lautstark, angeregt durch meines Kopfes Nachtaktivität. An Schlaf ist nicht zu denken. Je mehr ich ihm verbiete, umso wacher macht er mich.

„Lieber Kopf“, ändere ich meine Absicht, „hilf mir beim Einschlafen! Bitte interessiere dich für jeden Sinneseindruck gleichwertig. Riechen, Sehen, Tasten, Fühlen!" Langsam öffnet sich mein Kopf der Welt. Er registriert Eindrücke über Hören, Sehen, Riechen, Schmecken, Fühlen mit solcher Anteilnahme, dass er mich vergisst.

Ich merke, wie ich nach zwei Minuten gähne, und nach wenig weiteren muss ich eingeschlafen sein.

Unser Wachbewusstsein verfolgt gerne einzelne Sinneseindrücke und wechselt zwischen diesen ab. Fehlt diese Konzentration auf einzelne Reize und der Wechsel zwischen ihnen, macht sich Müdigkeit bemerkbar. Wer sich übermäßig nur mit einem Sinneseindruck beschäftigt, bleibt wach. Die Geschichte nimmt die Aktivität des Wachbewusstseins wahr und führt sie durch den Wechsel von Konzentration in Weitung hin zum Schlafbewusstsein.

Der Brunnen

Aufmerksamkeit, Gedächtnis, Konzentration, Lernen, Wachsein

Kennst du diese Springbrunnen mit drei Schalen? Oben kommt ein Strahl heraus, der ergießt sich in eine Schale. Wenn die voll ist, läuft sie über in eine zweite, größere. Wenn die voll ist, läuft sie wiederum über in eine dritte, noch größere. Diese dritte, größte Schale läuft nicht über, denn irgendwo befindet sich ein Ablauf, durch den das Wasser aus der Schale herausläuft in eine Kammer unter dem Brunnen. Von dort wird es mit einer Pumpe kraftvoll in die Höhe gedrückt, sodass es wiederum in einem Strahl nach oben spritzt und sich abermals in die obere Schale ergießt.

Es kann sein, dass du etwas lernen möchtest und den Eindruck hast, es ist zu viel für deinen kleinen Denkapparat. Zu viel auf einmal, zu schnell, zu kompliziert. Dein Raum fürs Verstehen, Merken und Erinnern hat nicht genug Kapazität, das ganze Wissen, was da rein soll, fließt über, ist weg, und wird von immer mehr nachkommendem Wissensgesoll verdrängt. Was du nicht weißt: All das, was dein bewusstes Denken nicht aufnehmen kann, fließt ins Halbbewusste, und was da nicht mehr reinpasst, ins Unbewusste. Manche sagen auch, es fließt gleich ins Unbewusste und von dort ins Unbewusste des Unbewussten, aber das läuft letztlich aufs Gleiche hinaus. Aus der untersten Schale, aus dem ganz Unbewussten jedenfalls fließt nichts über, sondern es wird abgepumpt und in die Höhe geschickt, und plötzlich, nächste Woche vielleicht, während du gar nichts Besonderes erwartest, kommt es in einem Strahl nach oben, und du bist überrascht: Kommt das von mir? Ich wusste ja gar nicht, dass ich das wusste! Nichts geht verloren. Lass dich überraschen!

Die Geschichte kann eingesetzt werden, um Lern- und Gedächtnisleistungen zu verbessern und Prüfungsangst zu reduzieren. Auch in anderen Situationen von Ermüdung und Überlastung kann sie helfen, sich auf Weniges zu konzentrieren und darauf zu vertrauen, dass das Unbewusste die Arbeit macht, die wir bewusst nicht mehr leisten können.

Die Welt verändern

Alter, Aufmerksamkeit, Erschöpfung, Gedächtnis (Vergesslichkeit), Konzentration, Kraft, Wachsein

Auf einer Bank im Park saßen zwei Männer. Sie hatten zusammen studiert, gingen dann getrennte Wege. Seit ihrer Pensionierung trafen sie sich regelmäßig.

„Ich war so stolz auf meinen Verstand. Niemand konnte mir etwas vormachen. Alles war möglich für mich. Vor dreißig Jahren konnte ich Kopfrechnen, besser als die elektronischen Rechner. Und heute? Heute vergesse ich sogar, was ich rechnen soll."

Der andere lächelte. „Mir geht's ganz anders", meinte er, „ich bin noch so gut wie vor vierzig Jahren. Damals wollte ich die ganze

Welt ändern und ich scheiterte. Und heute? Heute ist es noch gleich, ich kann es noch immer nicht."

Die Fokussierung auf das, was wir nicht zu können glauben, verbaut oft den Zugang zu unseren Möglichkeiten. Der Blick auf den positiven Umgang mit unserer Unzulänglichkeit kann motivieren, sich mit Altersgebrechen und Verhinderungen zu arrangieren, ohne dass wir in eine Schonhaltung fallen und Verspannungen entwickeln.

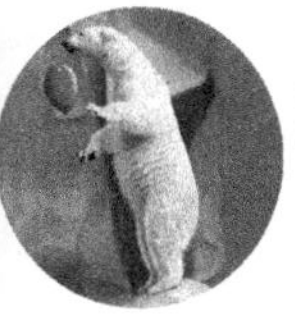

8 Lust und Liebe

Geschichten können in schwierigen Partnerschaftssituationen, bei Trennungsschmerz und Liebeskummer Trost geben oder Mut machen, sie können uns helfen, das Gute im scheinbar nur Schlechten zu erkennen, Alternativen zu sehen, wo vorher keine zu sein schienen und aus dem anfänglich Schlechten etwas Besseres, vielleicht sogar Gutes, zu machen.

So können sie dazu beitragen, dass wir die Belastungen, vor die wir uns in einer Partnerschaft oder auch durch das Alleinsein gestellt sehen, gut meistern.

Geschichten können uns helfen, mit der eigenen Geschlechtlichkeit gut umzugehen und den Weg zu einer erfüllten Sexualität zu finden. Sie können uns helfen, uns in eine neue Rolle als Eltern einzufinden oder den Umstand ungewollter Kinderlosigkeit besser annehmen zu können.

Sexuelle Funktionsstörungen sind – bei Männern wie Frauen – oft schambehaftet und von der tiefen Angst, das könne nun das Ende eines erfüllten Sexuallebens sein, geprägt. Verständlicherweise vertieft dieser Druck die Problematik wesentlich. Ziel der Geschichte „Der kleine Franz“ ist es etwa, ein entspanntes Verhältnis zu sich selbst herzustellen, gekoppelt mit der Einladung, mal nach einem guten Grund für die vorhandene Störung zu suchen. Häufig findet sich ein solcher und verschiebt die Betrachtungsweise der gesamten Situation auf eine andere Ebene, in der neue Lösungen gefunden werden können.

Fachleute aus dem Bereich der Hypnotherapie verwenden therapeutische Geschichten auch, um den Körper bei gynäkologischen und urologischen Problemen sowie in der Geburtshilfe und beim Stillen von Kindern zu guten Lösungen zu führen.

Für wen soll ich heulen?

Husten, Liebeskummer, Trauer, Weinen

Es war hoch oben im Norden. Ausserhalb der Inuit-Siedlung lebten die Schlittenhunde. Schlittenhunde heulen, aber wenn der Leithund an seine liebste Hündin dachte, bekam er einen Heulkrampf. Er musste heulen, bis Hals und Lunge schmerzten. Erst gegen Morgen konnte er sich wieder beruhigen. Jedes Mal nach seinen Heulattacken gelobte er Besserung, doch sobald wieder die Bilder seiner Angebeteten aufstiegen, stellte sich ein neuer Heulkrampf ein. Seine Hunde aus der Meute heulten ja hin und wieder auch, vor allem wenn der Mond zu sehen war. Aber niemand so sehr wie er. Seine Angebetete wollte nichts von ihm wissen. „Heulst du, weil dir der Hals schmerzt, oder heulst du, weil du traurig bist?", fragte einer der anderen Hunde.

„Das ist doch egal", meinte der erste Hund, „ich muss einfach heulen, ich bin ein Schlittenhund."

„Das versteh ich gut", meinte ein anderer, „mach es doch so wie wir, heul' für den Mond."

Sich dem Schmerz hingeben bringt oft nur Linderung für kurze Zeit. Die Erzählung weist darauf hin, dass es hilfreich sein kann, wenn wir unserem seelischen Ausdruck eine sinnvolle Richtung geben können. Die Ursache des Problems kann so wieder wertfrei betrachtet und geordnet werden.

Der kleine Franz

Erektionsstörungen, sexuelle Dysfunktion

Ein fünfzigjähriger Klient berichtete mir von seinen Erektionsstörungen, die ihn nach einer Krankheit schwer belasteten. Dabei hatte er Probleme mit mangelnder Versteifung und einer ungenügenden Dauer der Erektion. „Das kenne ich gar nicht von mir", klagte er, „ich bin immer ein sexuell aktiver Mensch gewesen und körperliche Liebe ist mir sehr wichtig. Seit meiner Erkrankung hat der kleine Franz aber einfach keine Lust mehr. Ich habe Angst, dass das nun für immer so bleibt. Sie sehen schon, dass ich ein inniges Verhältnis zu ihm habe, ich rede auch viel mit ihm und früher haben wir uns immer bestens verstanden."

„Was sagen Sie ihm denn, wenn er, so wie jetzt, seine Mitarbeit verweigert", fragte ich ihn.

„Nun ja, ich sage ihm, dass ich mich wundere, dass ich ihn so gar nicht kenne und dass es auch keinen Grund für seine Lustlosigkeit gibt und dass er doch bitteschön wieder zu seiner alten Form zurückfinden soll. Ich habe seit kurzem eine neue Partnerin und da ist das alles doch schon sehr peinlich. Er soll mich einfach nicht im Stich lassen."

Ich schlug ihm vor, doch etwas liebevoller mit seinem Franz umzugehen, und ob er sich denn vorstellen könnte, ihn mal zu fragen, ob er einen guten Grund für sein Verhalten habe.

Die Geschichte führt in eine Suche nach den guten Intentionen des Symptoms. Beim nächsten Mal erzählte mir der Mann, dass die Dinge wieder an Normalität gewonnen hätten. Ihm sei klargeworden, dass er zu überstürzt in seine neue Beziehung eingestiegen war und so einen für beide Partner unguten Druck aufgebaut habe. Seitdem lasse er es langsamer angehen, was der Intensität der Begegnungen keinen Schaden zufüge, sondern er eher das Gefühl habe, dass alle Beteiligten mehr an Selbstsicherheit und Vertrauen gewännen. Und das täte dem kleinen Franz ziemlich gut.

Was ist Liebe?

Liebeskummer, sexuelle Dysfunktion

Ein König war unglücklich, die Königin wollte erst wieder mit ihm das Lager teilen, wenn er ihr sagen könne, was Liebe sei!

Er rief seinen Hofstaat zusammen, die mussten ihm die Antwort geben. Gold war die Belohnung für die rechte Antwort.

„Liebe ist wie Gott“, meinte der Priester. „Nein, Liebe ist wie das Sternenmeer“, meinte der Astronom. „Liebe ist wie ein Garten“, meinte der Gärtner. „Nein, wie ein feuriger Hengst“, meinte der Stallmeister. Jeder im Schloss hatte eine Antwort, jedes Mal war der König unzufrieden.

Sein Unmut wuchs, und schließlich blieben noch zwei Männer übrig. Einer sollte ihm doch die richtige Antwort geben können. Der eine war der Magister, sein persönlicher Lehrer und der zweite war der Schafhirte.

„Wer mir die Frage zu meiner Zufriedenheit beantwortet, den werde ich belohnen. Wer versagt, muss in den Kerker. Was ist Liebe?“

„Liebe ist wie eine Glasscherbe“, meinte der Gelehrte, zog eine hervor und hielt sie gegen die Sonne. „Du siehst mit einem Prisma alle Farben des Lichts, gebrochen im Farbspektrum vor dir am Boden leuchten. Und so wie das Prisma ist die Liebe. Es gibt keine eigentliche Liebe, es gibt nur eine Brechung des Lichts.“

Der König hörte schweigend zu. „Was sagst du dazu, Hirte?“ „Nichts, werter König“, meinte der Schafhirte, „ich bin ungebildet und verstehe die Lichtbrechungsgesetze nicht. Die Farben des Lichts sprechen über die Liebe. Doch lieber König, erinnere dich, wohin musstest du schauen, damit du die Farben sehen konntest?“ Der König sprach: „Ich hielt die Scherbe ins Licht. In die Sonne konnte ich nicht schauen, aber ich sah die Farben am Boden.“ „Und so ist es mit der Liebe“, meinte der Hirte.

Die Liebe ist für viele das Allheilmittel für ihre Beziehung. Doch die Liebe ist vielgestaltig. Wir können uns überfordern, wenn wir nur einer Vorstellung der Liebe nachrennen. Seelische Überforderung kann sich auf Lust und Liebe negativ auswirken. Die Geschichte zeigt, dass das Erkennen der Liebe so persönlich verschieden sein kann, wie es die Menschen sind. Eine Frage, an welche die die Geschichte anknüpft, könnte auch lauten: Wie gelingt Sexualität?

Schreibpotenz

Lustlosigkeit, Potenzstörung

Er war bei mir zu Besuch. Ich erinnere mich, wie er im großen Sessel saß. Laut las er den ersten Satz in einem zerlesenen Buch, das im Wohnzimmer auf dem Tischchen lag. „Ich traf mich mit einer Frau, sie hat mir sehr gefallen ..." Er schlug das Buch zu. „Ein guter Beginn für eine schöne Liebesgeschichte. Du hast schon darin gelesen?", fragte er und zeigte auf das Buch. „So zerlesen wie das Buch aussieht, kennst Du die Geschichte wahrscheinlich wie deine eigene ...?"

„Manche denken, Büchergeschichten und Lebensgeschichten sind zweierlei. Ein Buch, das Leben, der Unterschied ist gar nicht so groß. Menschen schreiben ihre Lebensgeschichte, wie sie ein Buch schreiben ... Ich kenne dich von früher, du warst kreativ und hattest schöpferisches Potential. Bilder, Aufsätze, selbst die Basteleien in den frühen Klassen, darum habe ich dich beneidet. Auch wenn du dir heute deine kreative Seite verbietest: Sie ist da und will sich zeigen. Du hast eine künstlerische Potenz. Sei fantasievoll und schreib die Geschichte neu. Für dich, oder, wenn du willst, für mich."

Lange hörte ich nichts mehr von meinem Schulfreund. Eines Tages erhielt ich einen Vorabdruck zu einem Roman. Der erste Satz lautete: „Ich traf mich mit einer Frau, sie hat mir sehr gefallen ..."

Eine Widmung stand dabei: „Für meinen Schulfreund, der mir den Zugang zu meinem schöpferischen Antrieb wieder eröffnet hat." Daneben stand: „Auch herzlichen Dank dafür von mir" und eine Unterschrift. Ich denke, es war die einer Frau.

Potenz ist unsere eigenste Schöpferkraft. Die übergroßen Anforderungen, welche andere oder wir an uns selbst stellen, verhindern oftmals den Zugang zu dieser Kraft. Die Geschichte zeigt einen Zugang zu Potenzstörungen über die Reaktivierung unseres persönlichen Schöpferpotenzials.

Wellen wollen wallen

Hitzewallungen

In meinem letzten Urlaub saß ich abends lange am Strand und beobachtete die großen Wellen, die heranrollten. Manche erschienen mir stark und mächtig. Aber jede veränderte sich, sobald sie in die Nähe des Strandes kam. Egal, mit welcher Wucht sie vom Meer hereinrollten, alle wurden kleiner und sanfter und am Ende blieb nichts von ihnen übrig.

Die Geschichte kann Gelassenheit im Umgang mit Wechseljahresbeschwerden vermitteln und dadurch helfen, Symptome zu vermindern.

Kopfbahnhof

Ejaculatio praecox, Erektionsstörung, Erkältung, Globus hystericus, Kopfschmerz, Sexualität, Speiseröhrenkrampf

Wer mit der Bahn nach Spanien reisen möchte, muss in Paris umsteigen. Er erreicht die französische Hauptstadt am Gare de l'Est, durchquert das Stadtzentrum mit der Métro, steigt am Gare du Nord aus und fährt von dort aus mit einem anderen Zug weiter. Der Gare de l'Est und der Gare du Nord sind zwei Kopfbahnhöfe, die durch eine Nahverkehrsverbindung im Fünfminutentakt miteinander verbunden sind. Das ist eine Engstelle, das Umsteigen gestaltet sich dort, sagen wir einmal, umständlich. Man kann auch zu Fuß gehen, aber dann wird es noch umständlicher. Es gibt Überlegungen, ob man die beiden Bahnhöfe vielleicht doch unterirdisch verbinden kann, in der Weise, dass die Züge ungehindert vom einen zum anderen Bahnhof durchfahren. Man könnte dann von Madrid bis Moskau durchfahren ohne ein einziges Mal umzusteigen. Vor allem ohne diese wirklich unpraktische Art des Umsteigens von einem Bahnhof in den anderen. Ich könnte mir vorstellen: Vielleicht ist ja zwischen deinem Kopf und dem restlichen Körper auch so eine Engstelle, so ein Umsteigesystem mit zwei Bahnhöfen, mit Kopf- oder Sackbahnhof, Umsteigen in die Métro und so ... Dann wäre die Überlegung mit den durchfahrenden Zügen (von Madrid bis Moskau und zurück) auch etwas für dich. Stell dir vor, wenn bisher eine Emotion aus deinem Körper zum Kopf hochwollte, musste sie bisher immer erst im Hals aussteigen, auf einen Gedankenzug warten, da einsteigen und dann weiterfahren. Und wenn ein Gedanke in den Körper wollte, musste er auch erst im Hals aussteigen und warten, bis ihm dort eine Körperreaktion als Vehikel zur Verfügung gestellt wurde. Dann erst konnte er weiter, und dabei gab es ja auch immer noch das Risiko, dass man in den falschen Zug einsteigt und irgendwohin fährt, wo man gar nicht hinwill – oder, dass man den Anschlusszug verpasst oder der verspätet kommt, überfüllt ist, und so weiter. Wie viel praktischer ist das, wenn dein Körper eine Durchgangsstrecke konzipiert, sodass alle Gefühle in einem Zug von deinem Körper in den Kopf und alle Gedanken vom Kopf in deinen Körper kommen, und das ganz ohne Verwechslungen und Verzögerungen. Und alles fließt!

Die Metapher unterstützt die Erkenntnis, dass das Problem im Kopf entsteht. Es kann aber nicht durch eine Mehraktivität, sondern eher durch eine Minderaktivität des Kopfes gelöst werden, das heißt durch die Entwicklung von neuem Vertrauen in autonom ablaufende Körperprozesse. Adressat der Geschichte ist weniger das kognitive Erleben als der Teil des Körpers bzw. Unbewussten, für den Sexualität ein Heimspiel ist.

Nur eine Nacktschnecke

Menopause, Schleimhaut (trocken), sexuelle Dysfunktion, Vaginismus, Verstopfung

Eine Nacktschnecke bewegte sich langsam im Biologieunterricht über eine Glasplatte. Ein Tropfen mit Mehlbrei lockte sie an. Wir Schüler sahen von unten zu, wie sich der Körper vorwärts schob. Vom hinteren Teil der Schnecke breiteten sich wellenförmige Muskelbewegungen zum Kopfteil hin aus. Mit jeder neuen Muskelkontraktion schob sich die Schnecke ein wenig vorwärts. Impuls, Muskelkontraktion, Schleim absondern, ein wenig vorwärtskommen, Impuls, Muskelkontraktion, Schleim absondern, ein wenig vorwärtskommen; Impuls, Muskelkontraktion, Schleim absondern, ein wenig vorwärtskommen; Impuls, Muskelkontraktion, Schleim absondern, ein wenig vorwärtskommen. Wir Schüler mussten es so oft wiederholen, ich werde es nie mehr vergessen. „Was ist das Wichtigste, damit es vorwärtsgeht?", fragte die Biologielehrerin. „Schleim absondern!", wir Schüler waren uns einig. Ohne Schleim kommt die Schnecke nicht vorwärts. Die Biologielehrerin erwiderte nichts. Als Jugendlicher dachte ich später, es sei die wellenförmige Muskelbewegung, und als erwachsener Mann war mir der Impuls das Wesentliche. Heute denk ich, es war die Liebe zu diesem Tropfen mit Mehlbrei.

Gesunde Schleimhäute müssen beweglich sein und feucht! Das ist bei der Verdauung wie bei den Schleimhäuten im Rachenraum oder Geschlechtsbereich so. Die Geschichte regt an, an der Bewegung Anteil zu nehmen. Was schlussendlich die Motivation für Bewegung und Feuchtigkeit ist, kann unterschiedlich beantwortet werden.

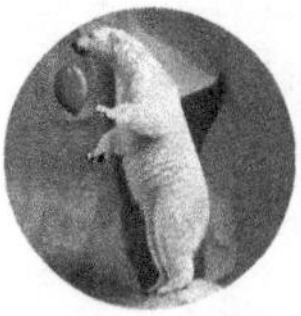

9 Unfälle, Verletzungen, medizinische Eingriffe

Zuweilen scheint es, als ob Unfälle oder Komplikationen bei medizinischen Eingriffen gerade dann eintreten, wenn wir besonders versuchen, sie zu umgehen – fast so, als ob ein böser Geist dafür sorgte, dass wir das bekommen, wovon wir sagen: „Ich will das nicht!“ Wie kann das sein? Und was kann man da tun?

Umgekehrt wurden verschiedentlich von Kliniken Experimente durchgeführt, bei denen Ambulanzhelfer regelmäßig zu passender Gelegenheit den Notfallpatienten auf dem Weg ins Krankenhaus einen Text voller Zuversicht vortrugen, der davon handelte, dass die Patienten jetzt in Sicherheit gebracht und gut versorgt wurden. Das Ergebnis dieser Experimente war jedes Mal dasselbe: Ein durchschnittlich kürzerer Klinikaufenthalt, weniger Komplikationen und eine signifikant geringere Mortalität (Beispiele dafür bei Jacobs et al. 1991; Held 2016; Hansen et al. 2010; www.welt.de/gesundheit/article117342555/Feuerwehrleute-sollen-Hypnose-gegen-Panik-einsetzen, 13.2.2018).

Daraus ergibt sich die Frage, was wir tatsächlich zu unserer Sicherheit im Alltag, zum guten Umgang mit körperlichen Verletzungen und zu einem möglichst einfachen, schnellen, direkten Heilungsweg beitragen können.

Die Geschichten in diesem Kapitel beschäftigen sich damit.

Nicht der Baum!

Allergie, Unfallprävention

Eine Firma für Fahrsicherheitstrainings wertete die Protokolle von Autounfällen aus. Bei Unfällen auf glatter Fahrbahn fiel ihnen ein Umstand besonders auf. Häufig kam es vor, dass ein Autofahrer, der ins Schleudern geriet, mit seinem Wagen ausgerechnet am einzig verfügbaren Baum weit und breit hängen blieb. Konnte das ein Zufall sein? Oder wie sollte man sich das erklären? Ihre Vermutung war die: Wenn ein Mensch auf glatter Straße ins Schleudern geriet, suchte sein Blick nach der Quelle der Gefahr und fixierte die Augen auf das Hindernis. Mit dem Gedanken: „Nicht der Baum, nicht der Baum!" lenkte der Fahrer den Wagen, ohne es zu merken, geradewegs dort hin.

Die Metapher illustriert eine universal gültige Dynamik, die dafür sorgt, dass Menschen gerade das bekommen, was sie nicht wollen. Ein Ausweg besteht darin, immer wieder einzuüben, die Aufmerksamkeit auf das Gewünschte anstelle des Bedrohlichen zu richten. Zuweilen ist es notwendig, diese Art von Verhalten dann zu trainieren, wenn wir gerade nicht in einer kritischen Situation sind.

Der Maulwurf Buddelflink

Splitter, Wundheilung

Wenn ich am Finger einen Dorn oder Holzsplitter habe, dann denke ich an die Maulwürfe, die meinen Garten umgraben. Einen habe ich „Buddelflink" getauft, denn er ist wohl der Eifrigste der ganzen Bande. Unermüdlich ist er dabei, sein Reich von allem Unnötigen, Störenden und Belastenden zu befreien. In einem fort säubert er so sein Heim von innen. Er häuft draußen Haufen auf, bis aller Dreck weg ist, schiebt von innen immer noch ein bisschen nach, und ich kann beobachten, wie der Hügel kleiner wird, wegbröckelt, sich auflöst und verschwindet. Meistens dauert das gar nicht lange. Und dann denke ich, dass das, was mein Gartenmaulwurf fertigbringt, mein Körper schon lange kann …

Vor einer Weile hatte ich eine Schwellung am rechten Mittelfinger. Ich stellte mir daher vor, wie diese von einem wohlmeinenden Teil von mir langsam und stetig von innen nach außen oben geschoben wurde, mit dem Ziel, dass sie nach ein oder zwei Wochen abfallen würde. Zu meinem Erstaunen erschien nach kurzer Zeit ein Splitter, der sich völlig entzündungsfrei aus meinem Finger löste.

Kopfsache

Amputation, Krebs

Ein Mann kam in Therapie und erklärte: „Man hat mir einen Tumor aus dem Gesicht geschnitten. Und sie haben mir gesagt: Wenn er wegbleibt, ist es gut, wenn er aber wiederkommt, müssen sie mir ein größeres Stück und auch das Auge herausschneiden. Ich habe Angst.“ Wir haben daran gearbeitet, dass er seine Angst loslassen kann. Einige Monate später rief er mich vom Krankenhaus aus wieder an und bat um einen neuen Termin. Er erklärte, der Tumor sei wiedergekommen, und man habe ihm das Auge amputiert. „Können wir etwas wegen meiner Neurodermitis tun, dass das nicht mehr so juckt?“, fragte er, als wir uns wiedersahen. „Und was ist mit dem Auge?“ „Machen Sie sich deswegen keine Gedanken. Ich habe das allen meinen Freunden gesagt: Ich habe noch beide Augen, weil in meinem Gehirn die Areale für beide Augen weiter vorhanden sind, und wenn im Gehirn alles da ist, ist für mich alles da.“

Ein Problem zu haben, bedeutet einen Unterschied zu sehen zwischen dem, wie es ist und wie es sein soll. Man kann entweder daran arbeiten, wie es ist, oder an der Sicht darauf, wie es sein soll. Wenn man für ein Problem keine Lösung findet, sucht man, wie man am besten damit umgehen kann, dass das Problem da ist.

Wenn man keine gute Lösung oder Sichtweise findet, sucht man nach der weniger schlechten.

Regeln wie diese werden zur Orientierung in der systemischen Beratungsarbeit verwandt. Manche Menschen finden intuitiv ähnliche Weisen, um auf neue Art mit schwierigen Problemen umzugehen.

Starke Äste

Gliederschmerzen, Knochenbruch, Verstauchung

Es waren die letzten Wintertage. Zwei Tannen standen in den Bergen im Schutzwald beisammen. Die eine war jung und ehrgeizig, die andere schon um einiges älter. Es lag Schnee in der Luft. „Wie mach ich es, dass mir der schwere Frühlingschnee keine Äste abrechen wird?“, meinte die junge zur alten Tanne. „Als ich noch ganz klein war, ist er immer an mir vorbeigeflutscht, doch seit ich eine junge Tanne bin, wird der Schnee mich sicherlich nicht ohne Belastung lassen. Ich habe, ehrlich gesagt, keine Idee. Du hast schon manchen Winter erlebt, sage mir, was soll ich tun?“

„Starke Äste bekommst du nur, wenn du flexibel bleibst. Schau, obwohl ich alt bin, versuche ich mich zu bewegen. Das liegt an meinem Standpunkt, aber dank ihm bin ich beweglich. Du solltest mal sehen, wie ich mich auf die Seite biegen kann, wenn der Wind stark bläst. Und doch verbiege ich mich nicht, ich bin nur beweglich und meinem Standpunkt bleibe ich treu. Meine Äste sind stark geworden wegen der Lasten, welche sie hin und wieder aushalten. Und ganz im Vertrauen, mir ist schon mal ein Ast angeknackst, doch das Harz wirkt Wunder. Der Bruch wuchs zusammen und er ist stärker als zuvor! Darum soll es dir nicht bang sein, vor dem schweren Schnee, du bist eine wie ich."

Inflexibilität stößt auf Widerstand. Der Bruch von Knochen ist der stärkste leibliche Ausdruck dieser Tatsache. Die Metapher kann dem Zuhörer klar machen, dass man am Widerstand wachsen kann und dass nach einem Bruch der Körper von sich aus eine starke Verbindung aufbauen kann. An diese Kräfte im Unbewussten kann die Geschichte appellieren.

Knie beugen

Gelenkschmerzen, Unbeweglichkeit, Unfall

„Ich hatte einen Fahrradunfall, seither schmerzt mein Knie und deswegen fahre ich zur Kur. Den Vereinsvorstand werde ich abgeben müssen", schrieb mir eine Freundin. Sie war niedergeschlagen, denn sie wollte ihre anstehenden Aufgaben im Büro vor dem Jahresabschluss unbedingt erledigen, aber konnte den Abschluss mit ihrer Verletzung nicht schaffen. Die Betriebsleitung machte ihr seit Wochen großen Druck.

„Weißt du", sagte ich, „ich bin nicht sicher, ob ich das richtig verstehe, aber mir geht da eine Geschichte durch den Kopf. Als Kind besuchte ich mit meinen Eltern regelmäßig den Gottesdienst unserer Gemeinde. Ich erinnere mich kaum an Inhalte, nur an das Hinknien. Es gehörte einfach dazu. Je älter ich wurde, umso schwerer war es für mich. „Warum soll ich meine Knie beugen"?, ging es mir jedes Mal durch den Kopf. Einmal waren Fremde in unserer Kirche, sie saßen neben mir. Große, kräftige Menschen, die freundlich zu mir herunterschauten. Und in dem Moment, in dem sich alle hinknien sollten, blieben sie einfach stehen. Sie waren die einzigen. Dieses kleine Erlebnis war für mich beeindruckend und befreiend. Seither stand ich ebenfalls, es war so ein gutes Gefühl."

Probleme im Kniebereich machen uns unbeweglich. Es kann aber ganz okay sein, wenn wir uns nicht für alles hinknien wollen. Will ich mich vor allem verbeugen? Die Geschichte unterstützt diese fragende Haltung und zeigt einen Gewinn aus der Verletzung auf.

Den Apfelbaum schneiden

Amputation, Eierstock (OP), Gebärmutter (OP), Hoden (OP), Kehlkopf, Krebs, Prostata (OP)

Im Krankenhaus traf ich einen Mann, der mir erklärte, dass ihm in der kommenden Woche der Kehlkopf operativ entfernt werden würde. Ich glaube, er kam aus Russland oder einem der angrenzenden Staaten. Er wirkte auf mich sehr ernst, aber gefasst. Er habe eine große Familie, berichtete er, und erzählte von seiner Frau, von seinen Kindern und Enkeln. „Das hier hat mein Sohn gemalt", sagte er und wies auf ein Bild auf seinem Nachttisch. Darauf war ein Apfelbaum mit roten Früchten zu sehen. Darunter stand geschrieben: „Der Baum wird geschnitten, damit er Früchte trägt. Eure Stimme ist uns wichtig, Vater, aber Ihr seid uns noch viel wichtiger!"

Ob eine Situation als gut oder schlecht bewertet wird, hängt davon ab, womit man sie vergleicht. Vergleichen wir unsere Situation heute mit den besseren oder den schlechteren Zeiten? Vergleichen wir unser Leben damit, wie es hätte besser kommen können oder wie es wäre, wenn es schlechter geworden wäre? Gelingt es uns, auf Dinge zu schauen, die besser werden können, oder hängen wir fest in der Erwartung des Schlechteren? Von solchen unwillkürlichen Entscheidungen hängt unser Glück – und zum Teil auch unsere Chance, gesund zu bleiben oder es zu werden – ab.

Tumore abhobeln

Krebs, Myom, Tumor

Eine Freundin hatte ein Myom an der Gebärmutter. „Kann man das suggestiv beeinflussen, dass es wieder kleiner wird?" „Es gibt Leute, die das probiert haben und sagen, dass es geht", antwortete ich und äußerte Ideen, wie sie mit dem Myom reden könnte, sodass eine positive Wirkung zu erhoffen wäre. „Ich habe es anders gemacht", erzählte sie mir später. „Ich habe mir im Internet einen Film angeschaut, in dem sie zeigen, wie sie so ein Myom bei einer Operation abhobeln und schreddern, bis es weg ist. Dann habe ich meinem Körper gesagt, er soll das genauso machen." Mir schien das Vorgehen zunächst etwas grob. Als sie aber von ihrer nächsten Untersuchung zurückkam, berichtete sie, dass das Myom kleiner geworden war.

Placebowirkungen sind nicht davon abhängig, dass der Patient denkt, es handle sich um eine Behandlung mit echten Heilmitteln, bzw. dass die Behandlung überhaupt stattgefunden habe. Eine Heilung durch Placeboeffekte kann auch durch die Imagination medizinischer Behandlungen erreicht werden, wenn der Patient sich davon eine positive Entwicklung seiner Gesundheit erwartet.

Etwas mehr abgeben

Amputation, Krebs, Myom, Operation, Tumor

Ich besuchte eine Freundin im Krankenhaus. Am nächsten Tag sollte ihr ein Myom entfernt werden. „Ich frage mich, warum dieses Myom gekommen ist. Hat das etwas zu tun mit schlimmen Sachen, die ich erlebt und vielleicht nicht richtig verarbeitet habe?"

„Ich weiß es nicht. Was aber die schlimmen Sachen betrifft, die du erlebt hast: Stell dir doch einmal vor, du versammelst alle Traumatisierungen und sonstigen Belastungen, die dir nicht gut tun und die du nicht mehr brauchst, in diesem Myom. Pack sie alle dort hinein und schau dir mit dem inneren Auge dabei zu. Wenn du morgen aufwachst und das Myom herausgenommen ist, hast du sie mit abgegeben." Die Freundin berichtete später, diese Vorstellung habe ihr sehr gut getan. Sie habe sich nach dem Aufwachen aus der Narkose frei und leicht und äußerst wohl gefühlt.

Medizinische Eingriffe können genutzt werden, um seelischen Ballast abzugeben, etwa solchen, von dem man denkt, er habe indirekt zu dem aktuell bearbeiteten medizinischen Problem beigetragen.

Teer

Chemotherapie, Drainage, Durchfall, Erbrechen, Intoxikation, Krebs (Lungenkrebs), Magen-Darm-Grippe

Er hatte die Finanzaufsicht über mehrere Großbaustellen. Manchmal musste er die Baustellen besuchen, um sich ein Bild vom jeweiligen Arbeitsfortschritt zu machen. Einmal besuchte er einen Straßenneubau. Gerade wurde der Asphalt aufgetragen. Er kam von einer Besprechung und trug seinen neuen Anzug. Während er sich mit dem Vorarbeiter unterhielt, platzte unmittelbar neben ihnen der Teerschlauch. Als er später im Büro ankam, war das Gelächter groß. Alle hatten ihren Spott. „Meine Frau wäscht das wieder raus!", rief er trotzig. Das Lachen schien nun gar nicht mehr aufzuhören.

Mit hängendem Kopf hörte er sich abends die Kommentare seiner Frau an, die ihn schon immer ermahnt hatte, sich umzuziehen, bevor er eine Baustelle besuchte. Als sich die Lage beruhigt hatte, sagte er: „Das bekommst du doch wieder sauber, oder? Ich habe allen gesagt, du kriegst das hin, und sie haben nur gelacht und gesagt: ‚Das wollen wir sehen!' Ich habe darauf bestanden, dass du das kannst. Das ist jetzt Ehrensache!"

Die Frau schüttelte fassungslos den Kopf: „Der ist hinüber."

Nachts lag sie wach. Ihr Ärger war verflogen und sie empfand Mitgefühl mit ihrem törichten Mann und seinem gekränkten Stolz. „Wie würde es denn gehen, wenn es doch ginge?" Die Frage ließ ihr keine Ruhe. Das schöne Exemplar war zwar maschinenwaschbar, aber den Teer bekäme man so nicht heraus …

Am nächsten Morgen füllte sie einen Liter Benzin in eine Wanne, wusch den Anzug darin und schüttete das verunreinigte Benzin in einen anderen Kanister, um es später zu entsorgen. Den Vorgang wiederholte sie fünf Mal. Der Anzug sah ganz gut aus, stank aber fürchterlich, acht Mal musste er durch die Maschine, bis der Geruch weg war. Tags darauf überreichte sie ihrem Mann den frisch gebügelten Anzug. „Das ist das letzte Mal, dass du den zur Arbeit trägst!" Stolz machte er sich auf den Weg.

Die Geschichte kann eingesetzt werden, um die Wirkung einer Chemotherapie ebenso wie die anschließende Entgiftungsphase suggestiv zu unterstützen. Daneben kann sie auch bei anderen Entgiftungs- und Ausleitungsprozessen nützlich sein. Ebenso kann sie eingesetzt werden, um Erbrechen und Diarrhoe, etwa bei Magen-Darm-Grippe, als Reinigungsprozesse zu verstehen. Das Leiden unter diesen Symptomen verringert sich, wenn sie als Teil eines Heilungsprozesses angenommen werden.

Beinahe positiv gedacht

Unfall, Verletzung

Ein Klient war bei einer Radtour auf einem abschüssigen Schotterweg gestürzt und hatte sich Schürfwunden im Gesicht und am ganzen Körper zugezogen. „Es könnte sein, dass Sie direkt vor dem Sturz etwas Unerfreuliches gedacht haben, was dazu passt. Wissen Sie noch, woran Sie gedacht haben, bevor Sie hingefallen sind?"

„Ich habe nur gedacht: Wie schön, dass ich wieder Fahrradfahren kann!"

„Das stimmt nicht ganz", warf seine Frau ein, die neben ihm saß und die ihn auf der Tour begleitet hatte. „Zweihundert Meter davor hast du zu mir gesagt: ‚Dieses Jahr breche ich mir mal erst später als sonst die Knochen!'"

Der letzte Gedanke, den wir haben, bevor wir einen Unfall erleiden, ist oft einer, der uns selbst nicht guttut und der uns gewissermaßen suggestiv zu dem Unfall einlädt. Entsprechend dürften stärkende, hilfreiche Gedanken zu einer besseren Gesundheit beitragen, zumindest, wenn wir dabei im Bereich eines authentischen Erlebens bleiben und nicht zwanghaft versuchen, bestimmte Gedanken oder Emotionen zu unterbinden. Wenn wir diese Zusammenhänge interessiert beobachten, kann uns dies zu einem besseren Umgang mit uns selbst führen.

Liebe Hand

Verbrennung, Verbrühung

Jemand hatte den Deckel der Thermoskanne nicht festgedreht. Als ich mir, die Tasse in der rechten Hand, die Kanne in der linken, Tee einschenken wollte, fiel der Deckel plötzlich ab und ein Schwall von kochendem Tee ergoss sich über meine Hand. Während ich meine Hand unters kalte Wasser hielt und zusah, wie sich die oberste Hautschicht in großen Stücken von ihrer Unterlage ablöste, sagte ich in Gedanken: „Liebe Hand, ich glaube du bist in Panik, und ich kann dich verstehen. Was passiert ist, ist passiert, das können wir nicht ändern. Ich rufe jetzt den Arzt an, sorge gut für dich und tue alles, damit es dir möglichst gut geht und du gesund wirst. Dich bitte ich: Geh raus aus der Angst, dem Alarm, der Panik. Das bringt nichts mehr. Eher schadet es, als dass es nutzt. Geh raus aus dem Stress, entspann dich so gut es geht und verhalte dich, als ob du ruhig und tief durchatmest. Dankeschön!"

„Das muss doch furchtbar weh getan haben!"

„Nein, es hat nicht sehr weh getan, eher so geprickelt", antwortete ich dann.

Wenn wir Körperteile und Körperfunktionen wie geliebte Kinder oder gute Freunde behandeln, mit denen wir sprechen, können wir Heilungsprozesse in hilfreicher Weise steuern.

Lass alle Zellen leben!

Erfrierung, Verbrennung, Verbrühung

Ich hatte Essen in den Mund genommen, das zu heiß war, viel zu heiß. „Das gibt eine richtige Verbrennung", dachte ich. Oder? „Alle Zellen leben lassen!", rief ich in Gedanken dem Mund zu. „Retten, heilen, reparieren! Bleib dran!" Ich war sehr überrascht, dass Minuten später keine verbrannte Stelle in meinem Mund zu finden war.

Damit ein solches Vorgehen unmittelbar zum Erhalt von Gewebe und zur Reduzierung des möglichen Leidens beitragen kann, muss die Anweisung schnell erfolgen. Dazu sind kurze Anweisungen nützlich, die sich gut einprägen lassen. Bei Verbrennungen kann das der Satz sein: „Alle Zellen leben lassen!", bei einem drohenden Bluterguss, einer Prellung oder Verstauchung: „Zuführende Gefäße zu, abführende auf!" Stoße ich meinen Zeh an einem Möbelstück an, stelle ich mir einen Schiebeschalter für das Schmerzerleben vor und rufe in Gedanken: „Runter!"

Das innere Kurorchester

Blutdruck, Entspannung, Prellungen, Unfall

Im Frühling besuchte ich ein Konzert unseres Kurorchesters im Park. Die Sonne schien, viele Menschen saßen auf den Parkbänken und das Orchester spielte Stücke aus ganz unterschiedlichen Musikrichtungen. Von Pop und Rock bis hin zu Klassik.

Während ich da saß und lauschte, beobachtete ich die Musiker. Sie waren ganz mit ihren Instrumenten beschäftigt, versunken, wie in Trance. Sie wechselten mühelos von fetzigem Rock´n Roll zu einer lieblichen Schubert-Sonate. Mal gaben die Streicher den Ton an, mal die Bläser, ab und zu hörte man das Schlagzeug, und das dumpfe Dröhnen der Bässe setzte sich in meinen Muskel- und Nervensträngen fort. Je mehr ich mich auf die Musik einließ, umso mehr meinte ich, sie in meinem Körper, in meinen Zellen spüren zu können.

Ich sah, wie die Geiger liebevoll mit ihrem Bogen die Saiten mehr streichelten als strichen, und konnte fühlen, wie meine Muskeln sich lockerten. Eine Anspannung meines Körpers, von der ich gar nicht gewusst hatte, dass sie da war, ließ auf einmal merklich nach. Ich begann mir vorzustellen, dass ich ein inneres Kurorchester besäße. Wenn zum Beispiel mein Bassist langsam und gleichmäßig eine Saite zupfte, merkte ich, wie sich mein Atem veränderte. Er wurde tiefer und langsamer. Wenn hingegen die Bläser kurze perlende Läufe spielten, fühlte ich, wie mein Blut fröhlich durch meine Adern pulsierte und meine Organe mit allen nötigen Vitalstoffen versorgte. Das Orchester versetzte meinen gesamten Körper in Schwingungen, bis hin in die kleinste Zelle. Es war, als würde jedes kleine Fitzelchen „Ich" unaufhaltsam und beständig zurechtgeruckelt und an seinen angestammten Platz gebracht.

Diese Vorstellung stellt sich seitdem häufig bei mir ein, wenn ich Musik höre. Jedes Mal habe ich das Gefühl, danach ein bisschen geordneter zu sein.

Diese Geschichte hilft, die Gedanken zu sortieren und Kraft zu tanken. Sie lässt sich mühelos in unterschiedliche Situationen und Stimmungslagen einfügen. So könnte jemand, der sich schwach fühlt und dessen Immunsystem ein bisschen Schwung braucht, bei dieser Geschichte an eine Reggae-Band denken und sich vorstellen, wie diese innere Band alle Zellen zum Tanzen bringt.

Läuferglück

Hautverletzung, Verletzung

„Verletzungen sind scheiße. Ich werde nie mehr so gut sein wie vorher. Meine Freunde trainieren, nur ich muss zuhause bleiben, weil ich im Lauftraining ausgerechnet in Glasscherben getreten bin. Mein Fuß ist bis auf den Muskel wie von einem Messer zerschnitten. Der Arzt hat mich vom Laufen suspendiert. Ich will aber beim nächsten Marathon unbedingt unter den ersten Hundert rennen. Ohne Training schaffe ich das nie." So meinte mein Freund und humpelte davon. Er war ein aktiver Mensch, ohne Sport schien das Leben sinnlos. Drei Monate später sah ich ihn wieder.

„Der Marathon war super, ich wurde 98ter."

„Wie ist das möglich?", fragte ich ihn.

„Weißt du, meinen Fußmuskel konnte ich nicht mehr stark belasten, aber ich habe meine Waden- und Fersenmuskeln aufgebaut, selbst die Zehen wurden trainiert. Ich war bei jedem Lauftraining der Freunde dabei, als Spezialist für Regeneration. Ich bekam Freude, anderen vom positiven Umgang mit einer Verhinderung zu erzählen. Ich konzentrierte mich auf die Verletzungsbehandlung und bemerkte jeden Tag kleine Fortschritte in der Heilung. Selbst mein Arzt war darüber erstaunt und ließ mich früher trainieren. Ich hatte bei keinem Rennen so einen hochmotivierten Fuß."

Das Annehmen einer Einschränkung kann den Heilungsprozess enorm beeinflussen. „Nichts ist mehr möglich" stimmt hier nicht. Es geht nicht so, wie ich wollte, es geht anders. Auch davon kann ich profitieren.

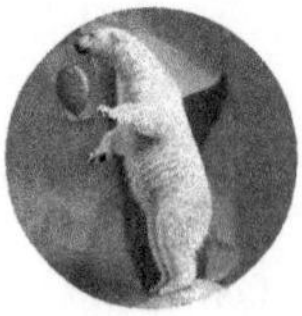

10 Infekte und Entzündungen

Infekte gehen oft mit Entzündungen einher. Aber nicht jede Infektion muss zwangsläufig eine Entzündung hervorrufen und nicht jede Entzündung muss zwangsläufig durch einen Infekt verursacht sein. So können Autoimmunerkrankungen Entzündungen hervorrufen, ohne dass Erreger dafür verantwortlich wären, und es ist möglich, sich eine Pilzinfektion zuzuziehen, auf die der Körper nicht mit einer Entzündung reagiert.

Die Geschichten in diesem Kapitel handeln davon, wie wir Infekte und Entzündungen vermeiden können oder andernfalls unseren Körper veranlassen, möglichst gut mit solchen Herausforderungen umzugehen.

Eine Geschichte, die eine Mittelohrentzündung thematisiert, findet sich im Kapitel zum Sehen, Hören, Riechen, Schmecken, eine andere zu einer Venenentzündung im Kapitel zu Atem, Herz und Kreislauf. Weitere Geschichten, die hier hilfreich sein könnten, finden sich im Kapitel über Schmerzen und Körperempfinden.

Ansteckende Gesundheit

Grippe, Erkältung (Infekt), Magen-Darm-Grippe (Gastroenteritis)

Eine Zeitlang habe ich mir selbst und anderen erzählt, dass ich darum keine Grippe bekomme, weil ich ein gutes Immunsystem habe. Dann fragte ich mich, ob mein Immunsystem vielleicht auch deswegen so gut sein könnte, weil ich mir immerzu erzähle, wie gut es sei. Es soll ja so etwas wie Autosuggestion geben. Dann erzählte ich mir und anderen, ich habe ansteckende Gesundheit. Mein Eindruck war, dass meine Widerstandskraft gegen Infektionen danach noch besser wurde. Irgendwann fiel mir auf, dass Menschen mit Erkältungskrankheiten, Grippe und Magen-Darm-Infekten, denen ich das erzählte, oft am nächsten Tag schon deutlich gesünder auf mich wirkten und auch selbst sagten, dass es ihnen besser ginge. Wie das wohl funktioniert? Ich stelle mir vor, dass die Äußerung „Ich habe ansteckende Gesundheit" von den Menschen, die sie hören, gar nicht erst diskutiert und zerredet wird, weil das Bewusstsein sie als humorvolle Äußerung ansieht, die keine kritische Bearbeitung braucht, und dass sie gerade deswegen vom Unbewussten als Placebo für rasche Heilung genutzt werden kann.

Habe ich trotz des geschilderten Vorgehens einen Infekt, werde ich zuweilen gefragt: „Oh, bist du erkältet?" Ich schüttle dann den Kopf und antworte: „Ich habe nur reduzierte Gesundheit." Ich könnte auch sagen: „Die Erkältung ist auf dem Weg der Besserung. Sie ist unterwegs, aber ich bin hier." Weitere Beispiele für eine solche Umkehrung der Aufmerksamkeitsfokussierung vom Symptomerleben zur Erwartung von Gesundheit finden sich in der Geschichte „Kreisrundes Haarwachstum" und im Kommentar dazu.

Gut zum Kotzen

Erbrechen, Magen-Darm-Grippe (Gastroenteritis), Verdauung

Seit Wochen zieht eine Magen-Darm-Grippe durch die Stadt. Ich habe sie durchgestanden, wie so viele andere auch. Die Erkrankung war außergewöhnlich heftig und ein willkommener Gesprächsstoff bei Begegnungen in unserer Kantine. Der Prokurist und die Sekretärin erkrankten zur selben Zeit an diesem Brechvirus. Als sie sich nach zwei Wochen wiedersahen, hatten sie sich einiges zu erzählen.

„So speiübel war mir mein Lebtag nicht!", meinte der Prokurist. „Ich war ein Häufchen Elend. Jedes Erbrechen zehrte an meiner Gesundheit. Ich fühlte mich nach jeder Brechattacke elend und zitterte. Hätte ich nur nicht erbrechen müssen, ich wäre längstens wieder bei der Arbeit erschienen."

„Ich hatte diese Magen-Darm-Grippe ebenfalls", antwortete die Sekretärin, „und habe übel erbrochen. Doch dann habe ich mich an meine kleine Schwester erinnert. Sie vergiftete sich als kleines Kind mit Spülmittel. Der Arzt kam sofort zu uns und half ihr mit einem Brechmittel, sodass sie sich immer wieder übergeben konnte. Sie wurde gesund. Der Arzt sprach von therapeutischem Erbrechen, das hat mich tief beeindruckt. Seither denke ich, wenn ich mich übergeben muss, an das therapeutische Erbrechen, und dass ich dadurch von meiner ‚Vergiftung' erlöst werde. Das Erbrechen wurde ein spezieller Freund meiner Gesundheit. Ich bin schon seit einer Woche wieder am Arbeiten."

Erbrechen ist eine strapaziöse Begleiterscheinung bei vielen Krankheiten. Nebst der eigentlichen Ursache des Erbrechens sind Magen, Zwerchfell und die Bauchmuskulatur sehr stark engagiert. Die Geschichte schafft einen neuen Gesichtspunkt für eine äußerst unangenehme Erscheinung. Gelingt es, eine positive Haltung zu entwickeln, kann eine heilender Prozess beschleunigt werden.

Melde dich

Heiserkeit, Räuspern, Reizhusten

„Ich bin kritisch geworden", sagte mir die Mutter in der Kindersprechstunde, „und mein Kind ist es auch. Wir werden von allen angefeindet, von den Behörden, den Lehrerinnen, den Nachbarn."

Das Mädchen war in der Pubertät und hatte Schwierigkeiten in der Schule, keine Freundinnen, saß mir gegenüber und hustete ohne Erleichterung.

„Das ist doch was Gutes, ich bin ebenfalls kritisch gegenüber dem, was ich von anderen über andere höre. Dein Husten aber gefällt mir, darf ich mich mit ihm unterhalten?", fragte ich die Tochter.

„Der plagt sie Tag und Nacht, ich habe verschiedenste Medikamente gekauft, nichts hilft ihr", meinte die Mutter.

„Lieber Reizhusten, danke, dass du dich hin und wieder meldest. Ich möchte gerne die junge Frau kennenlernen, welche dich beherbergen darf, doch sie kommt nicht zu Wort. Ich möchte ihr sagen, dass es völlig in Ordnung ist, kritisch und gereizt zu sein. Gegen andere, gegen sich selbst, gegen Mütter und Väter. Dank dir, lieber Reizhusten, höre ich, dass deine Gastgeberin eine starke, junge Frau ist. Sie ist so rücksichtsvoll, dass sie ihre Kritik und Gereiztheit niemand anderem zumuten will. Wenn du nicht wärst, lieber Reizhusten, niemand könnte merken, wie offen und versöhnlich deine Gastgeberin wirklich ist und aus Rücksichtnahme ihre Kritik gegenüber der Welt für sich behält. Weil du so wichtig bist, lieber Reizhusten, solltest du auch echte Wertschätzung erfahren. Dank dir kann deine Wirtin allen anderen mitteilen, dass sie versöhnlich handeln will. Dein Husten ist ein Versöhnungshusten und jedes Mal, wenn du dich meldest, wird deine Wirtin stärker mit der Welt versöhnt, weil sie sich selber helfen kann, sich selbst versöhnlich der Welt mitzuteilen. Lieber Husten, ich danke dir."

Der Husten verschafft sich Gehör. Die Geschichte zeigt, wie hilfreich es sein kann, auf körperliche Symptome zu achten und diese als Hilfestellung in einem Gesundungsprozess zu sehen. Der Zugang zum Husten wird hier über die persönliche Ansprache gesucht.

Wasserrohre

Allergie, Erkältung, Nasennebenhöhlenentzündung (Sinusitis)

„Ziemlich coole Stimme", sagte ich zu meiner Freundin am Telefon, „nimmst du Gesangsunterricht?"

„Nein, ich bin total erkältet. Meine Nase ist so verstopft, ich werde noch wahnsinnig."

„Das tut mir leid", antwortete ich, „das hatte ich neulich auch. Also nicht die Nase, die verstopft war, sondern meine Wasserleitungen im Haus. Deine Viren waren mein Kalk. Und der setzte die Leitungen zu, sodass nur noch ein Rinnsal aus dem Hahn floss. Jetzt haben wir das Problem aber gelöst. Zunächst wurden alle Leitungen durchgespült und von möglichst vielen kleinen Kalkbröckchen befreit. Und dann von innen mit einem Schutz versehen, sodass die Innenwände so glatt werden, dass sich kein noch so kleines Krümelchen daran festhalten kann. Nun werden alle störenden Teilchen direkt durchgespült und ich muss nur noch ab und zu den Siphon saubermachen. Also praktisch die Nase meiner Leitungen schnäuzen. Seitdem ist Ruhe."

„Aha", näselte meine Freundin, „und warum erzählst du mir das?"

„Keine Ahnung, schoss mir nur eben durch den Kopf."

Bei Allergien und Erkältungen schwellen die Nasenschleimhäute an, und man hat das Gefühl einer verstopften Nase. Das Bild vom Durchspülen der Wasserleitungen lädt den Zuhörer ein, sein eigenes „Leitungssystem" imaginativ durchzuspülen. Sekrete können sich so lösen, verflüssigen und verstopfte Nasen wieder freier werden.

Wanderfreuden

Hustenreiz

„Er ist so respektlos zu mir“, sagte sie zu ihrer Freundin. „Wie ist es denn bei euch? Du und dein Mann, ihr macht immer so einen entspannten Eindruck. Sprecht ihr nie ein gehässiges Wort?“, fragte sie und holte tief Luft.

„Manchmal, doch immer weniger. Es war ein langer Weg. Auch bei mir pochte manchmal die Wut bis zum Halse. Doch ich wusste, wenn jemand klopft, muss man öffnen, so habe ich es als anständiges Mädchen gelernt. Und ich wollte ein anständiges Mädchen sein. Sobald die Wut wieder in meiner Brust klopfte, habe ich der Aggression die Tür aufgemacht. Mit der Zeit gab ich ihr Wanderschuhe, einen gefüllten Rucksack und einen Regenschutz, damit sie recht weit unterwegs sein kann. Seither ist meine Wut immer selbständiger. Sie klopft, ich öffne und sie geht. Eines Tages wird sie allein rausfinden. Wir haben einen gepflegten Umgang miteinander.“

Wut und Aggressionen sind wichtige Emotionen in uns, die uns helfen, Wünsche und Übergriffe zu reflektieren. In der Erzählung wird die Wut nicht verbannt, sondern es wird nach einem gepflegten Umgang mit ihr gesucht, Klärung scheint möglich.

Ochsenweisheit

Halsschmerzen, Heiserkeit, Husten

Es war einmal ein Stier auf der Weide, der fand so ein gewöhnliches Muh sei viel zu banal, um die Damenwelt zu beeindrucken. Und so versuchte er nun wie andere Tiere zu rufen: mal wie ein Löwe zu brüllen oder wie ein Hahn zu krähen, jedoch ohne Erfolg.

Ein alter Ochse, der mit ihm auf der Weide war, meinte: „Du hast einen schlechten Atem, was ist los?"

„Mein Hals schmerzt, ich leide, was soll ich tun?", meinte der Stier.

„Na ja, ich habe dich immer wieder beobachtet und ich weiß, du kannst dich absolut nicht verbal ausdrücken und bist so gekünstelt und unecht, es ist peinlich, wie du dein Stiersein verstecken möchtest. Dein Bauch und dein Gehänge sprechen eine andere Sprache. Du kannst ein wilder Stier sein, du hast Kraft und ein gutes Empfinden, was Kuhfragen betrifft. Aber niemand will dich hören, weil du so unangenehm sprichst. Schau dich doch um, du hast gute Augen und Hörner, ein feines Maul und wunderbare Stimmbänder, lass es heraus ...", sprach der Ochse und kaute wieder.

Der Stier brüllte ein, zwei Mal, jedoch schon deutlich weniger heiser in die Welt, dann fand er seine Stimme wieder und erinnerte sich, was er eigentlich den Kühen sagen wollte.

„Die Stimme offenbart die Kraft des Menschen", wie eine Redewendung sagt. Unter diesem Gesichtspunkt wirft die Anekdote einen Blick auf das Phänomen der Heiserkeit. Sie fragt nach dem „Was möchte ich sagen" und welche Kraft überanstrengt sich?

Nüsse suchen

Erkältung, Schmerzen

Im Nest der Eichhörnchen herrschte Ordnung. Die Vorräte waren gut sortiert vergraben, es war gemütlich und es ließ sich da gut leben.

Herr Eichhorn war meist unterwegs, pflegte die anderen Kobel, suchte Tannenzapfen und Nüsse und schleppte sie zum Nest, während Frau Eichhörnchen zu den Jungen schaute und das Haus in Ordnung hielt. Sie hatten ein gutes, geordnetes Leben. Eines Tages aber setzte sich Herr Eichhörnchen auf dem Dach seines Familienbaus zur Ruhe. Er wollte sein Haus und seine Umgebung genießen. Er baute sich aus kleinen Ästen und Moos einen bequemen Ausguck. Er wusste genau, wo er seine Vorräte vergraben hatte. Wie erschrak er eines Tages. Schlich da nicht eine Katze in der Nähe seiner Vorratsverstecke herum? Was hatte sie da zu suchen?

Jeden Tag stieg er nun auf den Hausausguck und spähte nach der Katze. Er wollte nicht mehr nach Vorräten suchen, er vernachlässigte die Familie, das Haus, er schaute nur nach der Katze. Frau Eichhorn musste selbst auf Nahrungssuche gehen. Das Nest wurde unordentlich, zerfiel langsam.

Endlich fasste sie sich ein Herz und stieg hinauf zu ihrem Mann. „Was sitzt du ständig hier oben und wir leiden unten im Haus?"

„Ich mache das nur wegen euch. Siehst du das gefährliche Tier dort? Es will unsere Vorräte stehlen und ich werde es ihm verwehren."

„Wegen was regst du dich auf? Katzen fressen keine Nüsse, höchstens runtergefallene Eichhörnchen, wenn du mir nicht hilfst, das Haus wieder in Stand zu setzen."

Der Eichhörnchenmann verstand, verließ seinen Ausguck und half wieder Ordnung im Haus zu schaffen. Den Ausguck wollte er behalten, es war gar eine schöne Aussicht dort oben. Mit der Zeit vergaß er, wo seine Vorräte vergraben waren. Dafür hatte er eine tüchtige Familie, welche im Frühjahr mit Freuden nach den vergrabenen Nüssen suchte. So ist es bis heute geblieben.

„Die richtige Konzentration auf die falschen Prozesse" kann eine Krankheit fördern. Die Geschichte zeigt, wie durch Rückbesinnung auf die bewusste oder unbewusste Aufgabe eine Entspannung eintreten und der Kopf frei für seine Aufgabe werden kann.

Strandmuscheln

Erkältung, Krebs, Lungenembolie, Magen-Darm-Grippe, Radiotherapie, Thrombose

Auf unserem Strandspaziergang hatten wir wunderschöne Muscheln und Seeschnecken gefunden, die wir mit nach Hause nehmen wollten. Zu unserer Hütte zurückgekehrt merkten wir allerdings, dass sie doch ein wenig rochen. Es war nicht ratsam, sie mit ins Innere zu nehmen. So legten wir sie draußen neben dem Hütteneingang ab. Wie befürchtet, nahm der Geruch eher zu als ab. Ins Gepäck konnte man sie so nicht nehmen. Am nächsten Morgen fanden wir die Muscheln übersät mit Ameisen. Mit Ameisen zu reisen war auch keine Option. Doch am übernächsten Morgen hatten die Ameisen ihre Arbeit getan: Sie waren weg und die Muscheln – geruchlos sauber.

Die Metapher kann verwendet werden, um den Körper anzuregen, kraftvoll gegen Infekte der Atemwege und des Verdauungstraktes vorzugehen. Sie ähnelt strukturell der Geschichte „Pac-Man“ und kann zusammen mit dieser auch eingesetzt werden, um die Therapie von Krebserkrankungen (wie auch von Thrombosen bzw. Embolien) suggestiv zu unterstützen.

Häuschenschnupfen

Erkältung, Katarrh, Schnupfen

„Ich kann morgen nicht auf die Fahrt mitkommen. Meine Nase läuft und meine Stimme kratzt, als hätte ich Ungeziefer in meinem Rachen!“, mit diesen Worten sagte die Freundin den gemeinsamen Ausflug ab.

„Schade, ich wollte dir etwas zeigen. Hoch in den Bergen habe ich ein Ferienhäuschen. Klein ist es und gemütlich. Ringsherum sind Wiesen und Wälder, wenn ich dort bin, atme ich kräftig aus, mache nichts, und genieße die Ruhe.

Aber es gibt ein Problem: Mäuse und anderes Ungeziefer nagen an meinen Lebensmitteln, kratzen und schleichen durch Diele und Keller und besetzen das ganze Häuschen. Sie pinkeln überall hin und hinterlassen im ganzen Haus ihre Köttel. Fallen nützen wenig, Gift macht alles schlimmer, sie verenden irgendwo und stinken. Ich kann sie nicht ignorieren, es hilft nichts und ich wollte dich fragen, ob du mir helfen kannst."

„Du bist selber schuld", meinte die Freundin mit dem Schnupfen „hättest du nicht nur die Ruhe genießen wollen, hättest du keine Mäuse. Wenn du nur ein bisschen Ordnung hältst, kommen sie nicht. Also: alte Lebensmittel wegräumen, auch in den verborgenen Winkeln. Hin und wieder frische Luft und Licht reinlassen und die Mäuse fühlen sich nicht mehr wohl bei dir. Lass deine Mäuse und das Ungeziefer dort wohnen, wo es finster und eng ist und genügend Unrat gibt, um darin zu wühlen."

„Eine gute Idee, ich werde das Häuschen von seinem Schnupfen erlösen."

Manchmal ist es hilfreich, wenn wir den heilenden Kräften einfach wieder genügend Raum geben, um schneller zu gesunden. Die Geschichte zeigt Hilfe auf für ein Haus voller Schädlinge und wie sie vertrieben werden.

In der Höhle

Blutdruck (hoher), Herzrasen, Kopfschmerzen, Stress

„Morgen machen wir einen Erdkunde-Ausflug in die Tropfsteinhöhlen. Mir ist immer unheimlich, wenn ich in diese Höhle muss", offenbarte die Lehrerin ihrer Kollegin. „Die Felsen sind überall und beengen mich. Ein unterirdischer Fluss tost in den Schlünden, es ist feucht und zuweilen glitschig. Doch es gehört zum Schulunterricht, da muss ich durch."

„Das kann ich gut verstehen", meinte die Kollegin „ich war mit meinen Jugendlichen im vergangen Schuljahr dort. Spärliches Licht leuchtete auf die feuchten Wege. Die Felsen wirkten bedrohlich und wir mussten uns immer wieder in den engen Gängen ducken. Der Fluss trommelte hörbar unter uns, ich hatte Herzklopfen und konnte der Höhle nichts Gutes abgewinnen. Auf einmal waren wir in einem hohen Felsengemach. Ein großes Gewölbe aus massigen Felsen umgab uns. Hier war tiefe Stille um uns. ‚Wie in der Kirche', flüsterte jemand. Ich war berührt und auf einmal sang ich leise einen einfachen Kanon, welchen wir in der Schule vor langer Zeit gelernt hatten. Das klang wunderbar. Die Felsen ließen die Melodie klar ertönen, es hallte in dem Gewölbe nach und hin und wieder klang ein feines Echo mit. Einige Jugendliche stimmten mit ein, andere hörten zu. Leise wurde gesungen und dies schuf eine berührende Kraft. ‚Das ist hier geiler als im Aufnahmestudio', meinte ein Schüler. Was ein Lied alles bewirken kann, dachte ich."

Gelingt es, den inneren Ton zu treffen, kann sich Entspannung ausbreiten. Die Geschichte zeigt, dass es möglich ist, in innerer Unruhe einen Moment innezuhalten und sich auf Wesentliches zu besinnen. Entspannung kann ganz schön befreien.

Renovierungsarbeiten

Morbus Crohn

Wenn Ihr Körper und Ihre Seele, Ihre ganze Person, so wie es Ihnen heute geht, ein Haus wäre, was wäre das für eines? Wie sähe es von draußen aus und wie von drinnen? Wo gäbe es Renovierungsbedarf an diesem Haus? Welche Handwerker sollten wir da holen und was hätten sie da zu tun? Welche Arbeiten sollten an dem Haus zuerst geschehen? Welche danach? Beschreiben Sie mir das doch bitte ein bisschen genauer … So eine Renovierung ist meistens nicht an einem Tag abgeschlossen. Wenn wir uns in zwei Wochen wiedersehen, was werden Sie mir dann erzählen, wie weit die Handwerker bis dahin gekommen sind?

Die Geschichte wurde in der Arbeit mit einer Architektin entwickelt, die unter Morbus Crohn litt. Die Architektin berichtete fortan von Sitzung zu Sitzung von den Arbeitsfortschritten am Haus, und diese korrespondierten mit der Entwicklung ihrer Gesundheit. Einmal sagte sie: „Die Handwerker arbeiten gerade an einer Stuckdecke, aber es ist da schon so viel abgebröckelt, dass man nicht mehr genau weiß, wie alles ursprünglich ausgesehen hat." „Und was machen sie da?" „Sie rekonstruieren die Decke in dem Stil, wie sie ausgesehen haben könnte, nach der Bauzeit des Hauses." Vielleicht thematisierte ihr Unbewusstes damit die Frage, wie mit Teilen des Darmes umgegangen werden sollte, die bereits operativ herausgeschnitten worden waren und wie deren Funktion auf andere Darmabschnitte übertragen werden könnte. Renovierungsgeschichten dieser Art können sowohl eingesetzt werden, um den Körper um eine Einschätzung zu bitten, wie es augenblicklich um das Gesundheitsproblem bestellt ist, als auch, um ihn zur Heilung zu stimulieren.

Zwei Füße im Gespräch

Blase (Haut), Fersensporn, Hühnerauge, Schwielen

„Ich habe deine Übung mit den zwei Seiten mit Erfolg ausprobiert", erzählte mir ein befreundeter Arzt.

„Welche Übung mit den zwei Seiten?" „Ich hatte eine Patientin mit einem schmerzhaften Fersensporn auf beiden Seiten. Nachdem sie eine Woche ein Medikament genommen hat, war der Fersensporn auf der linken Seite weg, auf der rechten noch da. ‚Wie hat Ihr rechter Fuß das erreicht, dass es ihm so gut geht?', habe ich sie gefragt. Sie wusste es nicht. ‚Bitten Sie doch Ihre Füße, wenn Sie herumlaufen und die sich abwechselnd bewegen, dass sie miteinander darüber reden, und der Fuß, der schon heil ist, dem anderen erklärt, wie das geht, ja?' Die Frau hat mich ziemlich komisch angeguckt und ist gegangen. Eine Woche später habe ich sie wiedergesehen und sie hat gesagt: ‚Ich war ja ziemlich genervt deswegen, was Sie über meine Füße gesagt haben. Aber irgendwann habe ich gemerkt: Es hat funktioniert.'"

Die Strategie, Körperhälften ins Gespräch zu bringen, ist bei allen einseitigen beziehungsweise halbseitigen Körpersymptomen vielversprechend, beispielsweise Tinnitus und Schlaganfall, aber auch bei Verletzungen.

Nimm die Erkältung mit

Erkältung, Fieber, Schnupfen

Meine Frau schrieb mir voller Freude eine Nachricht, dass es ihr eigentlich gut gehe. Sie war auf einem Kongress, hatte neue, interessante Menschen kennengelernt, hörte spannende Beiträge über Erkenntnisse in ihrem Berufsfeld, und wohnte in einer netten Unterkunft.

„Wenn nur die Erkältung nicht wäre", schrieb sie mir. „Sie zwingt mich, dass ich alleine mit ihr im Hotelzimmer bleiben muss. Kannst du nichts machen?"

„Ich werde an dich denken", schrieb ich zurück. „Aber weißt du was, wenn du in deinem Hotelzimmer sitzen musst, stell doch deiner Erkältung die Menschen vor, welche du kennengelernt hast. Ja, sprich mit ihr. Erzähl ihr von dem Kongress, mach sie neugierig. Überzeuge sie von den Ideen aus den Beiträgen. Nimm sie mit, wenn du das nächste Mal zur Veranstaltung gehst, öffne ihr Tor und Tür zu deiner Welt. Erkältung und Begeisterung haben dasselbe Ziel: Sie erwärmen dein Sein."

Ausgrenzung führt zu Konflikten, Integration zu Veränderung. Diese Lebensweisheit liegt unter anderem dieser Geschichte zugrunde. Was für die Welt gut ist, ist auch gut für mich, meinte die Klientin, welcher die Geschichte erzählt wurde.

Die Waschstraße

Angina Pectoris, Husten, Schnupfen, Verstopfung

Manchmal stelle ich mir vor, dass ich ein körpereigenes Reinigungssystem habe, das wie eine Waschstraße funktioniert. Wenn ich mit meinem Auto in eine Waschanlage fahren muss, weil es schmutzig ist, alle Fugen mit Sand und Dreck verklebt sind und in allen Ritzen und Rillen Blütenpollen, Blätter, Staubkörnchen, Flusen und Flocken sitzen, ist so eine Anlage wunderbar. Zunächst spritze ich das ganze Fahrzeug mit einem Wasserstrahl ab, kräftig oder eher sanft, je nachdem. Da kann ich schon beobachten, wie die störenden Partikel vom Wasser umhüllt weggleiten, sie lösen sich vorsichtig, Stück für Stück und werden abtransportiert. Danach benutze ich besondere Reinigungsmittel, um auch an den unzugänglichsten Stellen für das Entfernen von Klumpen und Bröckchen zu sorgen. Das Ganze funktioniert, ganz ohne Schäden oder Kratzer zu hinterlassen. Ich glaube, dass mein Körper etwas Ähnliches für mein inneres Transportsystem leisten kann und mit jeweils dem genau richtigen Mittel in der richtigen Konsistenz ganz selbständig dafür sorgt, dass meine Adern und Kanäle dann freigespült werden, wenn es nötig ist.

In der Geschichte „Die Waschstraße" wird eine jedem bekannte Tätigkeit beschrieben, das Wegspülen, Reinigen und Beseitigen von Fremdkörpern. Hier wird die Aufmerksamkeit darauf gelenkt, dass die Dinge nur sauberer und freier werden können, nicht umgekehrt. Der Bezug zum Körper am Ende der

Geschichte regt das Unbewusste an, selbst einmal im eigenen Organismus zu schauen, wo eine solche Reinigung gut und hilfreich sein könnte, um dann innere Prozesse in die gewünschte Richtung zu starten.

Lieber Husten, wie geht's?

Atemnot, Husten, Lungenentzündung

Ich hatte einen ausgesprochen lästigen Husten. Zu möglichen und vor allem unmöglichen Zeiten überkam mich der Hustenreiz und dann ging es los. So ein blöder Husten, ich musste ihn loswerden und ging zum Arzt. Er verstand meinen Ärger. Doch er meinte, ich solle mir selber ein Bild über den „lästigen" Husten machen. Ich durfte das Stethoskop von ihm ausleihen.

Endlich bekam ich Anschluss an meine Lunge. Zuerst musste ich mich ein wenig an das komische Gefühl in den Ohren gewöhnen, aber schon bald konnte ich mit meiner Lunge kommunizieren. Einatmen, ausatmen, ich hörte genau hin. Endlich war ich in Kontakt mit ihr, ich hätte sie bereits früher mal fragen wollen: „Hallo liebe Lunge, wie geht's?", doch es war ständig besetzt. Meine Lunge war ja stark mit sich beschäftigt. Luft einlassen, Luft ausstoßen, den lieben langen Tag. Und zu aller Arbeit musste sich meine liebe Lunge mit diesem Auswurf auseinandersetzen. Der Arzt sagte mir, es sei Schleim, welcher meiner lieben Lunge zu schaffen mache. Nun höre ich sie arbeiten, ich sehe es vor mir, dieser Schleim liegt wie ein milchiger Wurm auf meinen weichen Bronchienbläschen.

Das Monster klebt da und will nicht weichen. Meine liebe Lunge schöpft Luft und noch mehr Luft und kann nicht genug bekommen, da der Durchgang zum Blut von diesem schleimigen Ungeheuer verhindert wird. „Liebe Lunge, wie kann ich dir helfen?", frage ich. „Wie kämpfst du gegen das Monster?" Ich höre es rasseln beim Atmen, ich schöpfe tief Luft und bekomme kaum genug. Plötzlich stockt alles in meiner Brust. Das Stethoskop kündet es an. Die Luft staut sich, ein kurzes Stocken, eine Anspannung und dann endlich die Erlösung: ich huste! Das hört sich im Stethoskop gewaltig an, so als wäre etwas explodiert. Aber ich kann tief einatmen; es fühlt sich gut an, frische Luft strömt und findet irgendwie den Weg zu meinem Blut. Es entspannt mich. „Das war Ihr ‚lästiger' Husten, der Ihnen geholfen hat. Sie haben es gehört und sicher gespürt", meinte der Arzt. Ich gebe das Stethoskop zurück und beschließe, dass ich meinen Husten nicht mehr „lästig" nennen werde. Als einer der wenigen in mir kämpft er gegen diesen milchigen Schleimwurm, ich werde ihm helfen!

Unterstützen der helfenden Reaktionen ist besser als ihre Ächtung. Der Husten ist ein willkommener Unterstützer im Kampf gegen die Entzündungsprozesse und ihrer Verschleimung.

Meine Impfung

Erkältung, Fieber, Grippe

Seit ich weiß, dass bei der Impfung kleine Mengen an Krankheit in den Körper injiziert werden, damit sich Antikörper bilden, verstehe ich auch, warum ich nicht immer krank werde, wenn das halbe Büro fiebrig mit der Grippe kämpft. Ich mache mir das Prinzip der Impfung immer wieder zunutze! Sobald ich mich ein wenig schlapp fühle und niese, mobilisiere ich meine liebe Gesundheit und melde ihr gleich: Pass auf, das ist der erste Teil der Impfung! Und ich kenne meine liebe Gesundheit, sie schafft und werkelt am Antiserum herum. Das dauert manchmal, aber bald hat sie mir ein Antiserum hergestellt, dass mich sicher durch die Grippewelle steuert. Das ist der zweite Teil der Impfung. Manchmal lässt die Gesundheit aber eine große Welle Grippe zu, sodass ich mich niederlegen muss. Dann, so denke ich, beginnt der dritte Teil der Impfung. Meine Gesundheit arbeitet für die Zukunft. Scheinbar werde ich ein sehr starkes Antiserum für die nächsten Jahre benötigen und ich helfe meiner lieben Gesundheit dabei, kräftige Abwehrstoffe herzustellen.

Das Prinzip der Impfung kann auch eine innere Haltung werden, mit welcher das Unbewusste hervorragend umgehen wird. Eine positive Begleitung der Krankheitssymptome wirkt stark unterstützend im Selbstheilungsprozess.

Anhang

Stichwortverzeichnis

Alphabetisches Verzeichnis der Geschichten

Die Kürzel verweisen auf den jeweiligen Autor oder die Autorin der Geschichte.

Ein Frosch hilft (MN)
Energiequelle (KL)
Etwas mehr abgeben (SH)

Funken im Strom (MN)
Für wen soll ich heulen? (MN)

Gartenbewässerung (SH)
Gegen den Strom (SH)
Gut zum Kotzen (MN)

Häuschenschnupfen (MN)

Im gleichen Rhythmus atmen (SH)
Im Reich des Rückenschmerzes (MN)
In der Höhle (MN)
Insektenstiche (AH)
Ja sagen, Nein sagen (SH)

Kampf mit dem Monsterschnupfen (MN)
Knie beugen müssen (MN)
Kopfbahnhof (SH)
Kopfsache (SH)
Kopfschmerzkuss (MN)
Kreisrundes Haarwachstum (SH)

Lachesis (SH)
Lass alle Zellen leben! (SH)
Läuferglück (MN)
Liebe Hand (SH)
Lieber Husten, wie geht´s? (MN)

Mantarochen (SH)
Mein Held im Ohr (KL)
Meine Impfung (MN)
Melde dich (MN)
Memory (SH)
Mieter gesucht (MN)
Muschelwunder (MN)

Nebelwandern(MN)
Nicht der Baum! (SH)
Nimm die Erkältung mit (MN)
Noch tiefer schlafen (SH)
Nur eine Nacktschnecke (MN)
Nüsse suchen (MN)

Ochsenweisheit (MN)
Öffne das Tor (MN)
Ohrarbeit (MN)

Pac-Man (SH)

Renovierungsarbeiten (SH)

Schachspielereien (MN)
Schiffsmotoren (KL)
Schnarcher raus! (SH)
Schreibpotenz (MN)
Schubladen im Kopf (KL)
Schwer verdaulich (MN)
Sicherheitsdruck (KL)
Starke Äste (MN)
Störche lieben die Sonne (MN)
Strandmuscheln (SH)
Streit am Fluss (MN)

Takelage (SH)
Teer (SH)
Tief atmen (SH)
Tumore abhobeln (SH)

Verdauungsapparat (SH)
Vierzehn Engel (SH)

Wanderfreuden (MN)
Warum stemmst du den Himmel? (MN)
Was ich bestreiche (SH)
Was ist Liebe? (MN)
Wasserrohre (KL)
Wasserwege (KL)
Wellen wollen wallen (KL)
Wenn die Wildschweine kommen (MN)
Wie Mutter und Kind (SH)
Wunderkeks (MN)

Zwei Füße im Gespräch (SH)

Die einleitenden Passagen wurden von Stefan Hammel verfasst.

Literatur

Erickson, M., Rossi, E. (1981): Hypnotherapie. Aufbau. Beispiele. Forschungen. Stuttgart, Klett-Cotta

Hammel, S. (2006): Der Grashalm in der Wüste. 100 Geschichten aus Beratung, Therapie und Seelsorge. Mainz, impress

Hammel, S. (2009): Tinnitustherapie durch Hypnose: Der Heidelberger Pilotversuch. Musica Sacra, 4/09, 223–224

Hammel, S. (2011): Handbuch der therapeutischen Utilisation. Vom Nutzen des Unnützen in Psychotherapie, Kinder- und Familientherapie, Heilkunde und Beratung. Stuttgart, Klett-Cotta

Hammel, S. (2014): Therapie zwischen den Zeilen: Das ungesagt Gesagte in Beratung, Therapie und Heilkunde. Stuttgart, Klett-Cotta

Hammel, S. (2015): Das Stühlespiel: Eine neue, radikal wirksame Therapiemethode. Freiburg, Kreuz

Hammel, S. (2016): Alles neu gerahmt!: Psychische Symptome in ungewöhnlicher Perspektive. München, Reinhardt

Hammel, S. (2016): Loslassen und Leben. Befreiende Geschichten. Mainz, impress

Hammel, S. (2017): Grüßen Sie Ihre Seele! Therapeutische Interventionen in drei Sätzen. Stuttgart, Klett-Cotta

Hammond, D. (1990): Handbook of Hypnotic Suggestions and Metaphors. New York, Norton

Hansen, E., Zimmermann, M., Dünzl, G. (2010): Hypnotische Kommunikation mit Notfallpatienten. Notfall Rettungsmedizin 13, 314–321

Held, A. (2016): Notfall-Hypnose: Ein neues rettungsdienstliches Verfahren in Deutschland, Rettungsdienst 6, 36–38

Lamprecht, K., Hammel, S., Hürzeler, A., Niedermann, M. (2015): Wie das Krokodil zum Fliegen kam. 120 Geschichten, die das Leben verändern. München, Reinhardt

Mrochen, S., Holtz, K. L., Trenkle, B. (Hrsg.) (2002): Die Pupille des Bettnässers. Hypnotherapeutische Arbeit mit Kindern und Jugendlichen. Heidelberg, Carl Auer

Niedermann, M. (2018): Noldi & Martin. Wie mir mein Esel im Sumpf versank. Abenteuerliche Geschichten mit einem Wanderesel. Wien, Songdog-Verlag

o. A. (2013): Feuerwehrleute sollen Hypnose gegen Panik einsetzen. www.welt.de/gesundheit/article117342555/Feuerwehrleute-sollen-Hypnose-gegen-Panik-einsetzen, 13.2.2018

Olness, K., Kohen, D. (2001): Lehrbuch der Kinderhypnose und -hypnotherapie. Heidelberg, Carl Auer

Rosen, S. (Hrsg.) (2000): Die Lehrgeschichten von Milton H. Erickson. Salzhausen, iskopress

Schneider, P. (2009): Musik, von Engeln vorgesungen. Entstehung und Ursachen von Tinnitus und Geräuschempfindlichkeit bei Kirchenmusikern, Chorleitern, Bläsern und Sängern. P. Schneider; Musica Sacra, 4/09, 220-222

Schneider, P., Andermann, M., Wengenroth, M., Goebel, R., Flor, H., Rupp, A., Diesch, E. (2009): Reduced Volume of Heschl's Gyrus in Tinnitus. Neuroimage 45, 927–939

Schütz, G., Freigang, H. (Hrsg.) (2007): Metaphern, Stellvertretergeschichten und hypnotische Texte. Für den Einsatz in der Zahnmedizin. Mit Anleitungen zur Erstellung eigener Hypnosetexte. Stuttgart, Hypnos

Signer-Fischer, S., Gysin, T., Stein, U. (2009): Der kleine Lederbeutel mit allem drin. Hypnose mit Kindern und Jugendlichen. Heidelberg, Carl Auer

Trenkle, B. (2016): 3 Bonbons für 5 Jungs. Strategische Hypnotherapie in Fallbeispielen und Geschichten. Heidelberg, Carl Auer